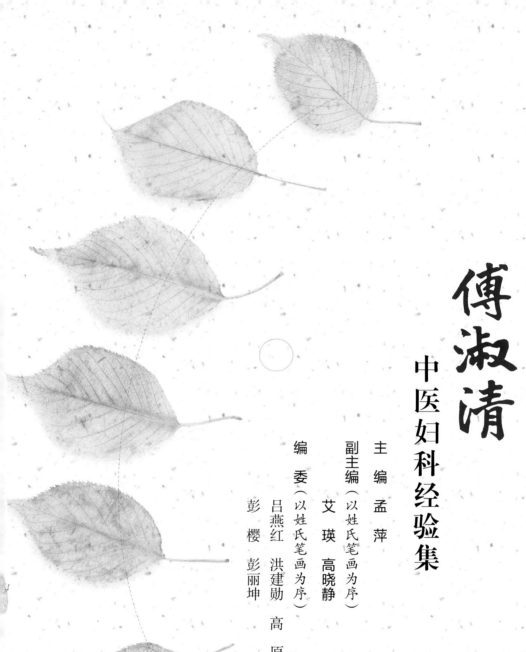

傅淑清

中医妇科经验集

主　编　孟　萍

副主编（以姓氏笔画为序）
艾　瑛　高晓静

编　委（以姓氏笔画为序）
吕燕红　洪建勋　高　原
彭　樱　彭丽坤

人民卫生出版社
·北　京·

图书在版编目（CIP）数据

傅淑清中医妇科经验集/孟萍主编. —北京：人
民卫生出版社，2022.9
ISBN 978-7-117-33546-1

Ⅰ.①傅…　Ⅱ.①孟…　Ⅲ.①中医妇科学 - 经验 - 中
国 - 现代　Ⅳ.①R271.1

中国版本图书馆 CIP 数据核字（2022）第 170243 号

| 人卫智网 | www.ipmph.com | 医学教育、学术、考试、健康，购书智慧智能综合服务平台 |
| 人卫官网 | www.pmph.com | 人卫官方资讯发布平台 |

傅淑清中医妇科经验集
Fu Shuqing Zhongyi Fuke Jingyan Ji

主　　编：孟　萍
出版发行：人民卫生出版社（中继线 010-59780011）
地　　址：北京市朝阳区潘家园南里 19 号
邮　　编：100021
E - mail：pmph @ pmph.com
购书热线：010-59787592　010-59787584　010-65264830
印　　刷：保定市中画美凯印刷有限公司
经　　销：新华书店
开　　本：710 × 1000　1/16　印张：11　插页：2
字　　数：169 千字
版　　次：2022 年 9 月第 1 版
印　　次：2022 年 10 月第 1 次印刷
标准书号：ISBN 978-7-117-33546-1
定　　价：59.00 元

打击盗版举报电话：010-59787491　E-mail：WQ @ pmph.com
质量问题联系电话：010-59787234　E-mail：zhiliang @ pmph.com
数字融合服务电话：4001118166　E-mail：zengzhi @ pmph.com

我的老师傅淑清先生（1944—2016）（下称傅师），是旴江医学流派的重要传承人。傅师出身杏林世家，从小耳濡目染，立下志向要继承衣钵，弘扬祖国传统医学。1962年傅师以优异成绩考入江西中医学院，又系统学习中西医各科知识，1968年毕业后，致力于中医临床、教学、科研和管理事业48年，临床疗效显著，在旴江流域具有广泛的影响力，对旴江医学的继承和发扬起到了中流砥柱的作用。

　　傅师深受其父傅思义先生学术观点的影响，极其推崇柯琴、陈念祖之理念，重视《黄帝内经》《伤寒杂病论》等中医经典的学习和融会贯通，维护伤寒经方的地位，并且在临证中将仲景经方广泛应用于内科、妇科及儿科的各种病症。经过几十年的经验积累，形成了傅氏独特的经方学术观点。

　　2011年国家中医药管理局为了切实做好名老中医学术思想传承工作，在全国范围内确定了200个名老中医药专家传承工作室建设项目，傅淑清全国名老中医药专家传承工作室即为其中之一。此后，工作室成员开始着手整理傅师在妇科方面应用经方的经验，并将其学术思想和学术经验验之临床，不断地总结和归纳，使傅氏妇科经方学术观点更趋完善。2012年，随着全国中医学术流派传承工作室建设项目启动，傅师作为旴江医学流派的重要传承人，积极推动临床妇科经方的应用，使旴江医学流派妇科经方学术思想及临床经验得以传承。

　　什么是经方？经方是我们对经验药方的总称，经方有经典方剂之意，也就是药物配伍严谨、功效与主治能经得起临床考验的方剂。其实早在汉代就有"经方"之名，比如《汉书·艺文志》中就记载有经方"十一家，二百七十四卷"。东汉末年张仲景"勤求古训，博采众方"，集汉代以前经方之精华，编著的《伤寒杂病论》被世人尊为"方书之祖"，书中所载方剂历经1800多年

上　篇

傅淑清
妇科经方经验

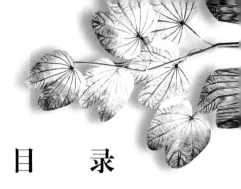

目　录

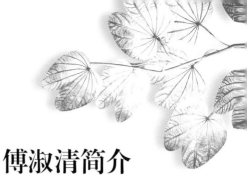

傅淑清简介

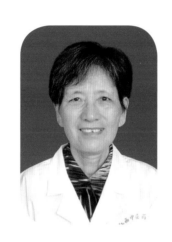

傅淑清（1944—2016），女，江西樟树人，第三批、第四批、第五批全国老中医药专家学术经验继承工作指导老师，南京中医药大学博士研究生导师，盱江医学流派主要传承人，曾任江西中医药高等专科学校校长。

历任全国中医药职业技术教育学会常务理事，全国中医药高职高专教育教材建设指导委员会委员，江西省中医药学会常务理事、顾问，江西中医药管理学会常务理事，抚州市中医药学会理事长、名誉会长。发表论文30余篇，主编、参编著作12部，2012年被评为第四批全国老中医药专家学术经验继承工作优秀指导老师。

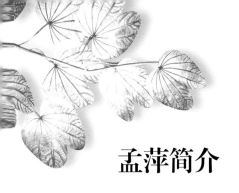

孟萍简介

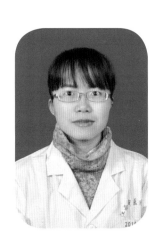

孟萍，女，1980年生，江西抚州人，南京中医药大学医学博士，江西中医药高等专科学校副教授、副主任中医师；抚州市首届名中医，享受2020年抚州市政府津贴，荣获2020年抚州市三八红旗手称号；江西省中医药中青年骨干人才；第五批全国老中医药专家学术经验继承工作指导老师傅淑清学术继承人，盱江医学流派传承工作室主要传承人；中华中医药学会儿科分会委员，中国中医药研究促进会中医学术流派专业委员会委员，江西省中医药学会儿科分会常务委员，江西省中医药学会妇科分会委员。拥有实用新型专利1项，主编学术专著1部，参编论著和教材12部，主持省厅、地市级科研课题7项，参与各类科研课题12项，发表学术论文29篇。

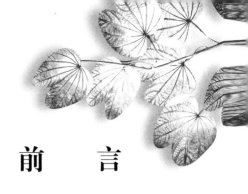

前　言

　　盱江流域，物华天宝，人杰地灵，自古以来名医辈出，代有其人，如妇科专家陈自明、骨科圣手危亦林、医林状元龚廷贤等。傅淑清先生出身医学世家，其父以岐黄之术誉满抚河、名冠盱江。先生幼承庭训，侍诊在旁，耳濡目染，矢志岐黄，及长，考入江西中医学院，勤求古训，博采众方，修得学富功深，青囊卷满。六载寒窗，学成期满，上山下乡，扎根宜黄，夜执经典而废寝，日务临床而忘食，精研各家学说，遍访民间验方，终得学验渐丰，而患者辐辏其门。及至医声斐然，要职加身，犹能淡泊名利，永葆初心。先生于不惑之年，辞官办学，攻坚克难不改愚公移山之志，永不言弃常怀精卫填海之心，二十年栉风沐雨，二十年风雨兼程，学校发展生机蓬勃，日新月异。先生花甲之年，退而不休，醉心临证，乐此不疲，即使身患绝症，亦坚守门诊，诚所谓"春蚕到死丝方尽，蜡炬成灰泪始干"。

　　先生为学，衷中参西，融贯古今，推崇仲景，善用经方，其审证详而确，辨证准而精，处方简而效，疗效宏而优，常"一剂知，二剂已"，甚则覆杯而愈。先生为人，淳厚质朴，不慕虚荣，意志坚定，坚韧实干，严于律己，宽以待人，视病患如亲人，视学生若己出。余有幸忝列门墙，亲炙教诲。余生性愚钝，请益繁多，先生却不厌其烦，苦口婆心，耳提面命。及至余初登堂奥，少得绪余，方期努力精进，仰答裁成，奈何泰山其颓，梁木其坏，先生遽归道山！

　　思何以勉继先生遗志，唯有传承先生衣钵，使其精神代代相传。本书上篇总概先生妇科经方经验,下篇条陈先生妇科经方证治,以药类方,配以原文,详加解析,验以医案,阐明方证规律与辨证法程,以期对读者有所裨益,进而使先生学术思想薪火不熄,名山不朽。但余才不敏,纰漏难免,今质诸同好,恳请斧正!

2021 年 7 月 1 日于临川

的临床验证依旧有效且高效，被无数后学者尊奉为经方。傅师所用经方主要来源于《伤寒论》和《金匮要略》，也将某些久经验证的宋元以后形成的方剂，如逍遥散、补中益气汤等也并入经方之列。

众人皆知，仲景经方难懂、不好把握，更何况要把仲景经方应用在妇科临床中，这无异于更增添了学习经方和运用经方的难度。仲景仅在《金匮要略》妇人病三篇中详细阐述了经方治疗，其他篇章的方剂，尤其是《伤寒论》的方剂能应用于妇科疾病吗？答案是肯定的。中医讲究的是整体观念，虽然妇科疾病有其特殊性，但矛盾的普遍性寓于特殊性中，既然妇科疾病也是基于体内气血津液、脏腑、经络功能的异常而发生的，那么研究妇科疾病自然离不开经方。

傅师常用陈修园《长沙方歌括》卷首"劝读十则"规劝我辈，如"以读仲师书，为第一劝"；"以经方之疗效神速，为第三劝"；"明经方之有利无害，为第四劝"；"知经方道本中庸，人与知能，为第五劝"；"知经方之权夺造化，为第七劝"；等等。傅师领会清代医家柯琴"仲景之六经为百病立法，不专为伤寒一科，伤寒杂病，治无二理，咸归六经之节制"之精神，贯彻柯氏"以证分类""以类分方"之方法，将仲景经方发挥应用于妇科临床，疗效显著。在大量的成功案例面前，我等弟子深刻体会了傅师感叹的柯韵伯名言："仲景之道，至平至易""仲景之门，人人可入"。

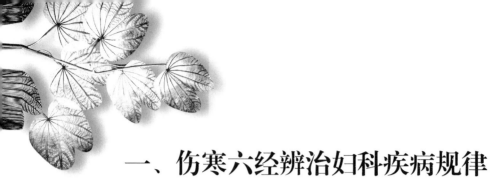

一、伤寒六经辨治妇科疾病规律

妇女在生理上有经、孕、产、乳的特殊现象,在病理上有经、带、胎、产等的特有病变。妇科之病常常是因脏腑功能失常,气血通行失畅,经络协调失和所引起,现行临床上妇科病症多以脏腑辨证、气血辨证为主,鲜有六经辨证。《伤寒论》的六经辨证,是以脏腑经络为基础的辨证方法,不仅在病性上有属阴、属阳、属寒、属热、属实、属虚之分,而且在病位上有在表、在里、在经、在脏、在腑之别。由此可知,六经辨证同样可以论治妇女的病变。

(一)妇科病症太阳病辨治规律

《伤寒论翼·太阳病解》论"背为太阳之所主",太阳经为六经之藩篱,主人身之表,循行人体背部,当外邪自表入侵,首先表现的是头项强痛、恶寒、脉浮等太阳经病,如经证不解,邪热顺经内传太阳之腑膀胱,与水或血搏结,就有太阳蓄水证或太阳蓄血证之变。《素问·评热病论》"月事不来者,胞脉闭也,胞脉者,属心而络于胞中,今气上迫肺,心气不得下通,故月事不来也",提示了女子月事不来与心肺相关,而《伤寒论翼·太阳病解》说"心肺是为太阳之里",由此表明治太阳可治心肺,从太阳论治可通利月事。《伤寒论翼·太阳病解》还说"太阳之根,即是少阴",这说明太阳经脉虽然分布于项背而统摄营卫,但太阳与少阴互为表里,而腰为肾之府,背俞又为脏腑气血流注之处,太阳受邪可侵于腰背;反之,少阴的病变,也可以从腰背反映出来。同时,太阳寒水主气,其见证以寒、水、湿为多,根据"阴盛则阳病"之理论,很多太阳寒证逐渐引发少阴虚寒,对于临证看似少阴的寒、水、湿证,与其温少阴虚寒,莫如散太阳寒凝。

女子一生以血为本,月经的产生与血关系密切。月经之乱,固然有多种原因,但经者血也,治经不离治血。月经后期、月经量少、闭经、痛经兼少(小)腹硬痛属瘀热积滞者,均可仿照太阳蓄血证之法施治。又如妇人初孕,由于营卫不和、胎气上逆而呕吐不止,可用调和营卫之法而收功;屡次滑胎之妇或是婚后多年不孕之人,常见肾阳虚衰、胞宫寒凝之证,多有腰脊胀坠如折之感,此与太阳为寒水主气相关,治疗以温阳暖宫效果较好。再如妇女的带下病,从温肾利水或扶阳化湿之法治之,也是考虑到太阳主寒水之故。

【病案举例】

方某,女,35 岁,2013 年 4 月 30 日就诊。

主诉:行经前后皮肤瘙痒 1 年。

患者近 1 年来月经周期基本正常,色量一般,但每逢行经前 3 天左右则全身皮肤瘙痒,下肢尤甚,入夜加重,经净后逐渐缓解,瘙痒消退,至下次月经前反复,服过抗过敏药物等无明显效果。就诊时为行经第一天,全身皮肤瘙痒,手足心汗出,舌体瘦质淡嫩尖略红,苔薄白,脉细略滑。此为经行血虚,荣弱卫强,腠理不密,邪得乘虚而入,拟桂枝二麻黄一汤加味治之:当归 12g、桂枝 9g、白芍 9g、麻黄 3g、杏仁 6g、炙甘草 6g、生姜 1 大片、大枣 2 枚。连服 4 剂,瘙痒大减。嘱下次经前再服 4 剂,坚持 3 个月,病不再发。

(二)妇科病症阳明病辨治规律

阳明为多气多血之经,燥金主令,病邪由表传里、经热化燥,病症常见大热、大汗、大渴、便秘、脉洪大或沉实,由于阳明经循行于人体前面,故尚可有面赤、胸腹烦满等之变。虽然阳明病常见之证属里、属实、属热,但阳明与太阴互为表里,若两者升降相和,斡旋中焦,则水谷运纳正常,反之,若太阴湿土虚寒不升,必会影响阳明燥土之降,因而阳明病也有虚寒证。《伤寒论》第 226 条说:"若胃中虚冷,不能食者,饮水则哕。"紧接着第243 条说:"食谷欲呕,属阳明也,吴茱萸汤主之。"这两条就论述了胃阳虚弱、胃失和降的病变及治疗。

《伤寒论·辨阳明病脉证并治》说"阳明居中,主土也,万物所归",因此,不论阳明燥热还是阳明虚寒,均可导致妇女的病变。根据《内经》理论,女子月事之所以能以时下,关键是因为"任通冲盛",任脉是阴脉之海,而冲脉为血海,冲任二脉主司人体之阴血。脾胃是人体的气血生化源泉,冲脉又隶属阳明,所以脾胃气盛,冲任阴血盛,女子月经才能调顺。临床凡见脾胃虚弱、气血不足而月经不调者,用调脾胃、建中气之法可以收功。又妇人绝经前后出现呕恶、头晕目眩、如坐船中,多因胃虚浊气上逆、水饮不化、阴乘阳位所致,常用吴茱萸汤以温中降逆而得效。再如产后恶露不尽,瘀血内阻,导致胃失和降、燥实发热,引起大便不通、少腹硬痛的病症,采用泄热通便、活血化瘀之法,以桃核承气汤治之,有大便通、瘀血尽之效。

【病案举例】

廖某,女,25岁,2012年1月13日就诊。

主诉:药物流产后5天,发热1天。

患者5天前于孕47天以米非司酮合米索前列醇行药物流产,阴道排出绒毛样物质。近5天来,恶露量少,色暗红,夹紫色血块,昨天开始发热,但热势不高,最高体温38.3℃,同时小腹渐痛,按之加剧,口渴,大便3天未解,舌质略绛,苔薄黄干,脉沉实。急查盆腔彩超:宫腔内可见13mm×19mm高回声团,因恐惧清宫术,特求助中医。此证属瘀血内停,邪热积滞,拟活血祛瘀、通便泻热之法,方用桃核承气汤加味:桃仁9g、桂枝6g、酒大黄9g、芒硝(另包冲服)6g、枳壳30g、川牛膝30g、炙甘草6g,5剂。服1剂后,热退、大便通、小腹疼痛减轻,便通后去芒硝再服至4剂时,排出绿豆大黑褐色硬质血块,遂停药。

(三)妇科病症少阳病辨治规律

少阳经分布于人体胸胁两侧,位居太阳与阳明之半表半里,主枢,属胆,与肝相为表里,少阳之病常以口苦、咽干、目眩、寒热往来、胸胁苦满、嘿嘿不欲饮食、心烦喜呕、脉弦为主要表现。《伤寒论》中有专门条文论述女子经水适来之时，邪热乘虚内入血室与血相搏的辨治，予以小柴胡汤。

在临床中，抓住"寒热往来"的要点，体会"动静交替、发作有时"的核心，凡是反复发作的病症，如反复的行经前乳房胀痛，或行经之时头晕目眩，乍寒乍热如疟状者，都可应用和解枢机、泄邪安正的小柴胡汤而收到预期的效果。

【病案举例】

李某，女，24岁，2012年3月7日就诊。

主诉：反复经前乳房胀痛1年。

患者平素月经尚规律，5～7天/35～40天，末次月经2012年2月1日。诊时已乳房胀痛3天，口干，大便1～2日1行，脾气大且易怒，舌质略红，苔薄黄，脉弦细略数。乳腺彩超提示两乳腺体增生。拟和解少阳之枢、通络止痛为治，方用小柴胡汤合当归芍药散化裁：柴胡15g、黄芩9g、姜半夏9g、北沙参15g、当归9g、赤芍9g、茯苓12g、白术12g、泽泻15g、预知子9g、甘草6g、大枣3枚、生姜3薄片。5剂。以此方化裁经前连续治疗3个月，乳房胀痛消除。

（四）妇科病症太阴病辨治规律

太阴湿土主气，病变多属里、属寒、属虚之证，临床常见腹满食少、恶心欲吐，甚则腹痛自利等一派脾阳虚衰、寒凝水盛的表现。太阴内含脾肺两脏，肺脾气足，则运化水谷有力，气血生化有源，水湿宣化有司。女子虽然以血为本，但有余于气，不足于血，脾肺气虚，水谷不运，清阳不升，水湿不化，可致妇女经、带、胎、产多种病变。如妇人带下绵绵即常因脾虚湿盛所致；月经过多甚或崩漏亦因脾虚失于摄血导致；而脾虚不升则有胎漏之虞。故妇科病症从太阴论证，从脾土论治，或健脾调经，或温中止带，或益气安胎，均是临床可用、常用的治疗之法。

【病案举例】

李某，女，34岁，2011年12月13日就诊。

主诉：连续经行腹泻3个月。

患者平素月经基本规律,5～7 天/26～30 天,末次月经 2011 年 11 月 10 日,近 3 个月来,每于行经之日起大便稀溏,日行 5～6 次,小腹觉冷、绵绵作痛,无口干渴,持续 3～4 天即好转,经净后则恢复正常。诊时正值经前,无乳房胀痛,肢冷不温,舌质淡润边有齿痕,苔薄,脉细沉。此属太阴寒湿,拟温阳升津为治,方选附子理中汤加味:淡附片(先煎)9g、干姜 9g、人参(另煎)9g、茯苓 12g、炒白术 15g、葛根 30g、芡实 12g、炙甘草 6g,5 剂。服 1 剂即经至,腹泻次数明显减少,再服 2 剂腹泻愈,守原方在下次经前 3 天始服,经行腹泻不再发。

(五)妇科病症少阴病辨治规律

少阴内含心、肾二脏,兼含水火二气,邪入少阴,有少阴虚寒和少阴虚热之别,因此,少阴证既可出现无热恶寒、但欲寐、脉微细等肾阳不足的表现,也有心烦、自利、呕渴等心火亢盛的现象。肾主藏精,心主血脉,精血互化,妇女以血为主,其经、带、胎、产的病变,可与心肾相关。肾为作强之官而主技巧,肾气盛则天癸至,太冲脉盛,任脉通畅,月事以时下;反之,肾气亏损,可致经闭不行或崩中漏下,在孕妇则有堕胎、小产之变。另外,肾为水脏,主司水液代谢,肾阳虚衰,水湿不化可形成湿浊带下。心为君主之官而主血脉,心血不足,化热化燥则有经闭不行等之变,诚如《素问·阴阳别论》所云,"二阳之病发心脾,有不得隐曲,女子不月"。

【病案举例】

方某,女,32 岁,2012 年 2 月 1 日就诊。

主诉:孕 4 个月,夜寐困难 3 个月。

患者平素即夜难入寐,寐则多梦,且易醒,醒后难再入睡。孕后 4 个月余,经常失眠,每晚仅能入睡 2～3 小时,白天头脑晕涨,心烦口苦,渴不多饮,舌红瘦小,苔少干,脉细数。证属阴虚阳亢、心肾不交之变,方用黄连阿胶汤合百合地黄汤加味治之:黄连 12g、黄芩 6g、白芍 6g、阿胶(烊化)12g、百合 15g、地黄 15g、炙甘草 6g、鸡子黄(冲服)2 枚,3 剂。药尽即能安睡,上方黄连减至 9g 巩固善后而安。

（六）妇科病症厥阴病辨治规律

厥阴为三阴之尽，是风木主气，其见症以四肢厥逆、下利为主。厥阴内含肝和心包，肝藏血而主升发，心包为心之包络，常时代心行事，病时代心受邪。肝失疏泄，心神抑郁，均能导致月经、胎产的病变，如肝血不足，则胎萎不长；心神抑郁，则月事不行；产时出血过多，精明失养则有血晕、郁冒等之变。总之，厥阴是阴尽阳生，证多寒热错杂，虚实互见，病情骤急而变化多端，故仿攻补兼施、寒温并用之法以治妇女虚瘀并见的产后病或变化无常的月经病，均收到满意的效果。

【病案举例】

刘某，女，47 岁，2012 年 5 月 14 日就诊。

主诉：月经推迟伴量少 1 年。

患者既往月经规律，5～7 天 /28～35 天，近 1 年来月经逐渐推迟并经量减少，末次月经推迟半个月于 2012 年 5 月 10 日来潮，经量较以前更少，经色紫暗，夹小血块，3 天即净，经行无腹胀腹痛。平素常觉腰酸，入夜难眠，易惊醒，大便干结，2～3 日 1 行。口唇干裂，舌淡红，苔薄略干，脉细弱尺沉。此为厥阴营血虚滞，方用温经汤加味治之：吴茱萸 9g、麦冬 30g、当归 6g、白芍 6g、川芎 6g、党参 6g、桂枝 6g、姜半夏 6g、阿胶（烊化）6g、牡丹皮 6g、巴戟天 9g、炙甘草 6g、生姜 1 大片，15 剂，以服 5 天停 2 天方法 3 周内服完。至 6 月 11 日月经来潮，量色均有好转，后仍以此方巩固 4 个月而获得满意疗效。

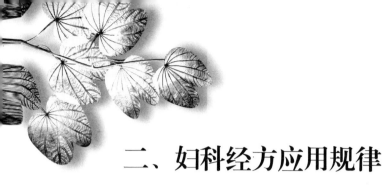

二、妇科经方应用规律

（一）抓主症，归纳妇科经方类方

自宋代以降，中医方剂越来越多，药物组成复杂，难记难学。前人通过分类编集，突出主治，通过比较异同，主抓方证特征，能快速有效地学习和应用方剂，如清代徐灵胎编有《伤寒论类方》、民国左季云编著《伤寒论类方汇参》、日本吉益东洞著有《类聚方》和刘渡舟撰有《新编伤寒论类方》等，都是以药类方，突出药证与方证。

傅师将这种类方的归纳模式移用于妇科病症，也算得上是经方应用的守正与创新。傅师常用类方有十二种：桂枝类方、柴胡类方、麻黄类方、黄芪类方、地黄类方、附子（乌头）类方、干姜类方、石膏类方、黄连类方、大黄类方、半夏类方和茯苓类方。各类方应用大体如下：

1. 桂枝类方　本类方突出桂枝与芍药的配伍，作用于太阳或厥阴，重在调和营卫、燮理阴阳，适用于妇科杂病见有发热或自觉发热，易出汗甚至自汗，恶风，对寒冷感觉敏感，关节或全身痛，自觉腹部有上冲感或搏动感，心动悸，易惊，烘热，失眠者。本类方主要包含桂枝汤、小建中汤、当归四逆汤、温经汤和桂枝茯苓丸。

2. 柴胡类方　本类方以柴胡合用黄芩为主，专攻少阳，重在清透少阳、和解枢机，以小柴胡汤、柴胡桂枝汤、柴胡加龙骨牡蛎汤为代表，适用于临床表现突出于胸胁苦满、往来寒热或休作有时者。另外，四逆散及后世逍遥散均以柴胡和白芍配伍，强调了"疏肝"与"养血"的和调，突出肝"体阴用阳"的生理特点，一并列入柴胡类方。

3. 麻黄类方　本类方包括麻黄汤、麻黄杏仁甘草石膏汤、麻黄连翘赤小豆汤和葛根汤等,或从太阳透散,或从肺主宣发的角度,利用麻黄开郁化瘀、通利经脉的作用,是治疗闭经、乳汁不下等病的类方。

4. 黄芪类方和地黄类方 两类类方均以补益著称,黄芪类方作用偏于益气温阳,包括黄芪桂枝五物汤、防己黄芪汤和后世补中益气汤;地黄类方以肾气丸、芎归胶艾汤和炙甘草汤为代表,功效偏于滋阴养血。

5. 附子(乌头)类方与干姜类方 两类类方主攻温里散寒,但附子(乌头)类方主治少阴阳气虚衰,如四逆汤、黄土汤、附子汤和赤丸;而干姜类方则用治太阴寒湿积聚,如理中丸(汤)和大建中汤。

6. 石膏类方、黄连类方与大黄类方 此三类类方均是清热方剂,但石膏类方偏治阳明热盛,如白虎加人参汤、竹叶石膏汤、竹皮大丸;黄连类方偏治少阴心火亢盛及中焦湿热,如黄连阿胶汤、葛根黄芩黄连汤、白头翁汤(白头翁加甘草阿胶汤);大黄类方则是主治瘀热结于下焦,如桃核承气汤、大黄牡丹汤、己椒苈黄汤、茵陈蒿汤。

7. 半夏类方与茯苓类方 此二类类方都是针对体内津液代谢障碍而起治疗作用的方剂,半夏类方主消痰痞结气,如半夏泻心汤、半夏厚朴汤、温胆汤;茯苓类方则以利水湿为著,如苓桂术甘汤、真武汤、甘姜苓术汤、五苓散、猪苓汤、当归芍药散。

(二)重小方,活用经典小方药对

《伤寒杂病论》中包含了大量的药对,尤其是以两三味药组成的小方,集中体现了药对的配伍关系。熟练掌握小方的配伍、主治,临证以药对形式合用在主方当中,简便、快捷且高效。

1. 薏苡附子散 本方出自《金匮要略》,原书用治"胸痹缓急者",以薏苡仁合附子,重在温阳健脾除湿,非独用于胸痹,凡阳虚寒湿者皆可用,如妇科带下过多、慢性盆腔炎、盆腔积液等。

2. 赤小豆当归散 本方出自《金匮要略》,原书主治两病,一为狐惑病"脓已成",一为"下血,先血后便,此近血"。赤小豆性平味甘酸,《医林纂要探源·药性》称之能"清热解毒……散血,消肿,通乳,下胎"。赤小豆与当归合用,以清热、活血、排脓为功,广泛用于血分湿热蕴毒之证。妇科盆腔炎性病症、巴氏腺囊肿伴感染、赤白带下等属血分湿热蕴毒证者可有运用赤小豆当归散的机会。

3. **蒲灰散** 蒲灰散以蒲黄、滑石相合而成,功在清利湿热,通利小便。《金匮要略·消渴小便不利淋病脉证并治》有云"小便不利,蒲灰散主之"。妇人出现小便淋痛时,无论妊娠与否,均予本方,可迅速缓解尿频、尿痛、尿道灼热等症。

4. **百合地黄汤** 百合地黄汤是主治百合病的代表方。何为百合病?何任在《金匮要略通俗讲话》中解释为"热病后余邪未清所致的疾病",《吴医汇讲》称此病为"心神涣散症",综观临床表现,百合病类似于神经官能症,盖阴虚内热、扰乱心神之故。百合与地黄相伍,重在滋阴、清热、凉血、安神,凡因阴虚内热所致的月经过多、经期延长、子烦、失眠可考虑应用本药对。

5. **小半夏汤** 半夏配生姜即成小半夏汤,其中半夏主入阳明胃经,性质沉降、辛燥,生姜辛散温中,两者同用能降胃气、化痰饮、止呕吐,是温胃化饮止呕的最重要的基础药对,小柴胡汤即以半夏、生姜同用针对"喜呕"来止呕。其实,半夏不唯与生姜同用能止呕,若胃寒水饮太甚,以干姜易生姜,温胃化饮止呕力更强,如半夏泻心汤、干姜半夏人参丸即是半夏与干姜合用的例子。

6. **枳实芍药散** 枳实芍药散是《金匮要略·妇人产后病脉证治》里用治"产后腹痛,烦满不得卧"的方剂。方中枳实辛苦破气消积,芍药酸收养血活血,一为气药一为血药,一行一补,一破一收,一开一合,貌似相反,实则调和,用治气滞血瘀所致的疼痛,疗效极佳。

7. **枳术汤** 枳术汤以枳实、白术组合而成,主治气滞水停引起的"心下坚,大如盘,边如旋盘,水饮所作"之症。《妇科心法要诀》亦有用枳术汤治疗产后浮肿的记载。脾胃居中焦,为后天之本,其用以升降调和为顺,欲使降者必有升,欲使升者必有降,升降相因方为正常。枳实不但可以使胃气下行,且降中有升,白术可健脾利水,两者合用,脾升胃降平衡,气机调畅,水湿自去。

8. **栝蒌牡蛎散** 栝蒌牡蛎散以栝蒌根(即天花粉)、牡蛎等份入药,功在益阴潜阳、润燥止渴,是治疗行经前后烦渴、不寐行之有效的小方。考虑天花粉能"排脓,消肿毒,生肌长肉"(《日华子本草》),牡蛎治"消疝瘕积块"(《本草纲目》),两药合用,对热毒所致之疝肿包块甚是有效。

9. **下瘀血汤**　下瘀血汤由大黄、桃仁、䗪虫三味药组成,《金匮要略·妇人产后病脉证治》提到"产妇腹痛……此为腹中有干血着脐下,宜下瘀血汤主之,亦主经水不利",由是可知,下瘀血汤主要起到活血化瘀、通经止痛的作用。大黄与桃仁合用,见于仲景多个方剂当中,如桃核承气汤、抵当汤等,两者攻逐祛瘀,对下焦瘀血阻滞特别是瘀热互结者有效。大黄、桃仁再加䗪虫,破血逐瘀力更甚。虽然原书强调下瘀血汤主治产后腹腔血瘀证所导致的腹痛症,但据"亦主经水不利",临证也常用治瘀血阻滞引起的月经不调或下焦瘀水互结的病症。

（三）倡食疗,扶正祛邪稳健根基

《素问·五常政大论》主张:"大毒治病,十去其六;常毒治病,十去其七;小毒治病,十去其八;无毒治病,十去其九。谷肉果菜,食养尽之,无使过之,伤其正也。"《伤寒杂病论》中有些方剂即是"无毒治病",甚至是"谷肉果菜,食养尽之",比如服桂枝汤后要"啜热稀粥一升余,以助药力",还有当归生姜羊肉汤、文蛤散、红蓝花酒、甘麦大枣汤等等。

1. **当归生姜羊肉汤**　当归生姜羊肉汤是最常见的传统药膳之一,见于《金匮要略·妇人产后病脉证治》"产后腹中疗痛,当归生姜羊肉汤主之,并治腹中寒疝,虚劳不足"。本方将当归、生姜、羊肉三者加水同煮,有温中补血、祛寒止痛的作用,可用于预防并治疗血虚有寒之产后腹痛、月经不调、痛经、子宫发育不良、胎动不安、习惯性流产等。

2. **文蛤散**　《伤寒论》第 141 条说"病在阳,应以汗解之,反以冷水潠之,若灌之,其热被劫不得去,弥更益烦,肉上粟起,意欲饮水,反不渴者,服文蛤散",文蛤散仅以一味文蛤(即花蛤)入药,《金匮玉函经二注》谓:"文蛤性咸,而为至阴之物,能软坚,能润燥,能除热,故主之。然只一味,取其专而下入,以清中下焦之燥热也。"临证中凡遇月经过少、闭经、乳癖、卵巢囊肿等而兼有阴虚津伤者,则仿文蛤散之意,嘱患者常购文蛤,煮汤吃肉,即可润燥生津、软坚散结。

3. **红蓝花酒**　红蓝花酒以红蓝花(即红花)与酒同煎,主治"妇人六十二种风,及腹中血气刺痛"。红花性温味辛,有活血通经的功效。据考证,仲景此方用酒当为酒精含量低的米酒或黄酒,酒能温通血行,所以红蓝花酒能行血、消肿、通经。当有患者因瘀血为患时,即嘱以盱江流域传统工艺制作的红花糯米酒酿冲煮蛋花服食,有利瘀血消除,通利血脉。

4. **甘麦大枣汤** 本方出自《金匮要略·妇人杂病脉证并治》,是主治妇人脏躁的专方。何为脏躁?据原文描述的"喜悲伤欲哭,象如神灵所作,数欠伸"可推测,脏躁是一种以精神情志异常为主的病证。脏躁可发生于妇女各个时期,且与病人的体质因素关系密切,易发于气血不足之体。甘麦大枣汤以甘草、小麦、大枣三药合用,甘润平补、养心调肝,能使心气充、阴液足、肝气和,则脏躁诸症自可解除。盱江流域地处长江以南,不是小麦产区,市面所售多为面粉(即小麦粉)。临证时如遇妇人脏躁,则主张以甘草煮汁和面再加上大枣做成甘麦大枣馒头或糕点,平日多多服食,也能"无毒治病,十去其九"了。

(四)合外治,直接患处对症用药

妇科外治最常用于前阴诸病,病变部位主要表现在前阴局部,这些局部的反应和影响可累及全身,同样有些前阴病又是全身病变在前阴局部的反映,所以治疗上不仅仅以内治法进行整体调治,更要局部用药。前阴病多为邪毒、病虫致病,发生肿胀、脓肿、溃疡、糜烂等病变,在外治法中常选用黄连粉、苦参汤、蛇床子散等以清热、解毒、止痒、消肿、排脓、生肌。

1. **黄连粉** 《金匮要略·疮痈肠痈浸淫病脉证并治》记载:"浸淫疮,黄连粉主之。"黄连粉是治疗浸淫疮的方剂,未见方剂组成和用法。中医研究院编写的《金匮要略语译》认为,可能是黄连一味,作粉剂敷疮上。尤在泾、陈修园等也认为该方由一味黄连组成。据临床症状记载分析,浸淫疮相当于急性泛发性湿疹,经过临床验证,外阴湿疹、外阴疱疹溃破、前庭大腺脓肿破溃、外阴溃疡等可以用具有清热泻火、燥湿解毒的黄连粉外用。考虑疮面无菌操作的需要,现常以黄连颗粒直接外敷或用香油浸渍后外搽患处。

2. **苦参汤** 苦参汤出自《金匮要略·百合狐惑阴阳毒病证治》,原书曰:"蚀于下部则咽干,苦参汤洗之。"苦参汤仅由苦参一味药组成,有清热解毒、祛湿杀虫的作用,煎汤熏洗用于治疗湿热邪毒流注前阴所致的妇女外阴瘙痒、糜烂、溃疡及汗疱疹、顽癣等。

3. **蛇床子散** "蛇床子散方,温阴中坐药。"(《金匮要略·妇人杂病脉证并治》)原书将蛇床子仁"一味,末之,以白粉少许,和令相得,如枣大,绵裹纳之,自然温"。蛇床子散作为一种外用药,做成栓剂之后,塞入阴道治疗阴中寒冷症,此为仲景开妇科外治疗法之先河。蛇床子味辛、苦,性温,《名医别录》称其"温中下气,令妇人子脏热",《珍珠囊补遗药性赋》则称蛇床子"治风湿痒及阴疮",临证中常用蛇床子与白矾或苦参合用,水煎外洗,治疗外阴瘙痒、带下量多等,疗效甚佳。

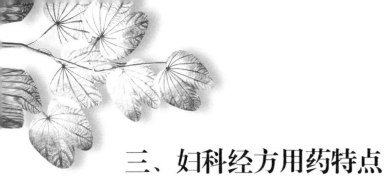

三、妇科经方用药特点

仲景经方既有峻剂也有缓方，如白虎加人参汤治妊娠消渴、黄连阿胶汤治血崩，其峻急如闪电雷暴；而当归四逆汤治痛经、当归芍药散治产后腹痛则舒缓似和风细雨。岳美中先生"治急性病要有胆有识，治慢性病要有方有守"之名言，对指导临床选方用药确实中肯。

（一）抓主症，做到药证相应

面对妇科之症，很多人惧用大黄、黄连，以为其苦寒伤中；怕用地黄、阿胶，以为其滋腻碍胃；畏用桃仁、红花，以为其破血动血；见柴胡、葛根，又畏其劫肝阴、伤胃汁；见麻黄、桂枝，亦嫌其辛温动血。如此畏手缩脚，既开不了经方，也开不出好方。《素问·六元正纪大论》有言"有故无殒，亦无殒也"，原意是指妇人受孕后患病，只要是针对病因治疗，即使用峻（毒）药治疗亦不致坠胎。推而概之，妇人有"经、孕、产、乳"的正常生理，而在其各阶段也有寒、热、痰、瘀为患，以散寒、清热、化痰、活血等法治疗，可消除寒、热、痰、瘀等病理，而不会对机体"经、孕、产、乳"的生理产生影响。

中药治病都是依其偏性，如何利用好药物的偏性来防治疾病，抓主症，以方证相应才是最高境界。"有是证用是方""有是证用是药"是《伤寒杂病论》的特色。比如热入血室出现"往来寒热""昼日明了，暮则谵语"这样的病证，以小柴胡汤对证治疗即能如鼓应桴，此时就不能以为时值经期再用柴胡畏其劫肝阴了，因邪热郁于少阳，必须透邪清热、和解枢机。再如因胎盘或蜕膜残留所致产后恶露不绝，须知"旧血不去，新血不生"的道理，无须畏惧桃仁、红花、土鳖虫动血之虞，必以下瘀血汤、桂枝茯苓丸或王不留行散等破血逐瘀之品对证处理，方能去滞生新、调经顺脉。

（二）抓药量，注重量效关系

药物的剂量是方剂取效的关键，也是中医不传的秘密。量效关系是应用经方的关键。众所周知，桂枝汤中桂枝和芍药等量而用，如果芍药加倍就变成桂枝加芍药汤，桂枝加倍则变成桂枝加桂汤。并且同一药物的不同剂量在不同方剂中发挥着不同的功效，如黄连阿胶汤中用黄连四两强调除烦，而半夏泻心汤中用黄连一两重在除痞。大黄大量（四至六两）治腹痛便秘、其人如狂，方如大承气汤，小量（一至二两）治身热、发黄、心下痞、吐血衄血，中量（三至四两）治少腹急结、经水不利。再如，麻黄的剂量在不同的方剂中也不是一成不变，《伤寒论》中用麻黄有多个剂量段：六两用于浮肿及无汗，多配石膏，方如大青龙汤、越婢汤；三至四两用于咳喘、无汗身痛，方如麻杏甘石汤、小青龙汤等；二两或与附子细辛配伍用治脉沉的无汗、浮肿，或与连翘、杏仁配伍用治发黄；半两或一两则用于湿家的肤痒或身体痛。

由此可见，药物的剂量绝不是千篇一律的重复。任一方剂中的每味药都是 10g，或一味药在所有方剂中统统都是 10g，怎么能发挥药物的功效体现方剂的特色呢？临证需要根据不同的病证应用不同的剂量，量该大时则大剂而量该小时则小剂，否则要么杯水车薪贻误病情，要么孟浪戕伐损伤正气。

（三）致和平，力求张弛有度

傅师处方，药尚和缓。用药和缓能保障剂量的进退有度，用药和缓是以和平中庸而取效。

目前经方界对经方的绝对剂量说法不一，如以上海中医药大学柯雪帆教授考证的汉时一两约为今时 15.6g 应用于妇科来讲，那么用药肯定过于峻猛。况《伤寒杂病论》中方剂普遍煎煮一次，大量有效成分并没有完全溶解在汤液中，所以实际摄入的药量绝对没有当今煎煮两次获取的量多。

因此,傅师特别重视经方的相对剂量,即方剂中各味药物用量的比例。药物的绝对剂量总结了仲景的用药经验,反映出汉代以前用药的趋势,而药物的相对剂量则体现出组方的法度和配伍规律。方剂功效的大小无疑受到药物绝对量的影响,但方剂整体功效的发挥,必然受到药物间剂量比例的影响。傅师常以一两合今时 3～5g 为范,病轻用一两比 3g 而病重则一两比 5g,处方有进有退,既能保障药性平和又不失原方之效,是谓精准治疗之楷范。

下　篇

傅淑清
妇科经方证治

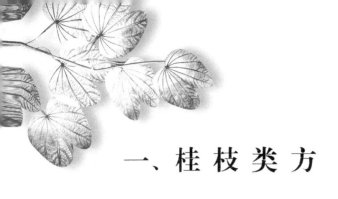

一、桂枝类方

桂枝类方是指包含桂枝的一类方剂。要掌握桂枝类方，首先要熟悉桂枝这味中药。桂枝是樟科乔木肉桂的干燥嫩枝，主产于广东、广西及云南，具有特殊芳香，味微甜而辛辣。桂枝的作用范围很广，《神农本草经》言桂枝："主上气咳逆，结气喉痹，吐吸，利关节，补中益气。"《伤寒论》113首方中有44首用到了桂枝，临床用治各类病症，如发热、自汗、身痛、关节痛、腹痛、四肢冷、眩晕、烘热、喘息、浮肿、小便不利、月经不调、精神异常等，无一例外都是基于桂枝辛散、甘补、温通的特性而发挥作用。

（一）桂枝汤

【经典文献】

[条文]

1. 太阳中风，阳浮而阴弱。阳浮者，热自发，阴弱者，汗自出。啬啬恶寒，淅淅恶风，翕翕发热，鼻鸣干呕者，桂枝汤主之。（《伤寒论·辨太阳病脉证并治》第12条）

2. 太阳病，头痛，发热，汗出，恶风，桂枝汤主之。（《伤寒论·辨太阳病脉证并治》第13条）

3. 太阳病，下之后，其气上冲者，可与桂枝汤，方用前法；若不上冲者，不得与之。（《伤寒论·辨太阳病脉证并治》第15条）

4. 太阳病，初服桂枝汤，反烦不解者，先刺风池、风府，却与桂枝汤则愈。（《伤寒论·辨太阳病脉证并治》第24条）

5. 服桂枝汤,大汗出,脉洪大者,与桂枝汤,如前法。若形似疟,一日再发者,汗出必解,宜桂枝二麻黄一汤。(《伤寒论·辨太阳病脉证并治》第25条)

6. 太阳病,外证未解,脉浮弱者,当以汗解,宜桂枝汤。(《伤寒论·辨太阳病脉证并治》第42条)

7. 太阳病,外证未解,不可下也,下之为逆,欲解外者,宜桂枝汤。(《伤寒论·辨太阳病脉证并治》第44条)

8. 太阳病,先发汗不解,而复下之,脉浮者不愈。浮为在外,而反下之,故令不愈。今脉浮,故在外,当须解外则愈,宜桂枝汤。(《伤寒论·辨太阳病脉证并治》第45条)

9. 病常自汗出者,此为荣气和,荣气和者,外不谐,以卫气不共荣气谐和故尔。以荣行脉中,卫行脉外,复发其汗,荣卫和则愈,宜桂枝汤。(《伤寒论·辨太阳病脉证并治》第53条)

10. 病人脏无他病,时发热、自汗出而不愈者,此卫气不和也。先其时发汗则愈,宜桂枝汤。(《伤寒论·辨太阳病脉证并治》第54条)

11. 伤寒不大便六七日,头痛有热者,与承气汤。其小便清者,知不在里,仍在表也,当须发汗。若头痛者,必衄,宜桂枝汤。(《伤寒论·辨太阳病脉证并治》第56条)

12. 伤寒发汗已解,半日许复烦,脉浮数者,可更发汗,宜桂枝汤。(《伤寒论·辨太阳病脉证并治》第57条)

13. 伤寒,医下之,续得下利清谷不止,身疼痛者,急当救里;后身疼痛,清便自调者,急当救表。救里宜四逆汤,救表宜桂枝汤。(《伤寒论·辨太阳病脉证并治》第91条)

14. 太阳病,发热汗出者,此为荣弱卫强,故使汗出。欲救邪风者,宜桂枝汤。(《伤寒论·辨太阳病脉证并治》第95条)

15. 伤寒大下后,复发汗,心下痞,恶寒者,表未解也。不可攻痞,当先解表,表解乃可攻痞,解表宜桂枝汤,攻痞宜大黄黄连泻心汤。(《伤寒论·辨太阳病脉证并治》第164条)

16. 阳明病,脉迟,汗出多,微恶寒者,表未解也。可发汗,宜桂枝汤。(《伤寒论·辨阳明病脉证并治》第234条)

17. 病人烦热,汗出则解,又如疟状,日晡所发热者,属阳明也。脉实

者,宜下之;脉浮虚者,宜发汗。下之与大承气汤;发汗宜桂枝汤。(《伤寒论·辨阳明病脉证并治》第240条)

18. 太阴病,脉浮者,可发汗,宜桂枝汤。(《伤寒论·辨太阴病脉证并治》第276条)

19. 下利腹胀满,身体疼痛者,先温其里,乃攻其表。温里宜四逆汤,攻表宜桂枝汤。(《伤寒论·辨厥阴病脉证并治》第372条)

20. 吐利止而身痛不休者,当消息和解其外,宜桂枝汤小和之。(《伤寒论·辨霍乱病脉证并治》第387条)

21. 师曰:妇人得平脉,阴脉小弱,其人渴,不能食,无寒热,名妊娠,桂枝汤主之。于法六十日当有此证,设有医治逆者,却一月,加吐下者,则绝之。(《金匮要略·妇人妊娠病脉证并治》第1条)

22. 产后风,续之数十日不解,头微痛,恶寒,时时有热,心下闷,干呕汗出。虽久,阳旦证续在耳,可与阳旦汤。即桂枝汤方,见下利中。(《金匮要略·妇人产后病脉证治》第8条)

[组成] 桂枝三两(去皮)　芍药三两　甘草二两(炙)　生姜三两(切)　大枣十二枚(擘)

[用法] 上五味,咬咀三味,以水七升,微火煮取三升,去滓,适寒温,服一升。服已须臾,啜热稀粥一升余,以助药力。温覆令一时许,遍身漐漐微似有汗者益佳,不可令如水流漓,病必不除。若一服汗出病差,停后服,不必尽剂。若不汗,更服依前法。又不汗,后服小促其间,半日许,令三服尽。若病重者,一日一夜服,周时观之。服一剂尽,病证犹在者,更作服,若汗不出,乃服至二三剂。禁生冷、黏滑、肉面、五辛、酒酪、臭恶等物。

【解析发挥】

桂枝汤是《伤寒论》开篇第一方,也是仲景第一经典良方,在《伤寒论》和《金匮要略》中,仲景取桂枝汤之意而进行加减变化的方剂多达28首。桂枝汤中的灵魂药物是桂枝和芍药,其中桂枝辛甘温属阳、芍药酸苦寒属阴,二者等量相伍,以桂枝解表之实、芍药补里之虚,可表里同治、气血相和、阴阳相济,且桂枝、芍药均能入血分而滋养气血。桂枝汤本方及其加减变化之方,对外不仅能用于外感风寒表虚证,对内还可以其"补虚弱,调气血"的作用而大量应用于临床各科病症之无表证者,体现了桂枝之用,可表可里,可气可血,实为柯琴在《伤寒附翼》中所谓桂枝汤"为仲景群方之魁,乃滋阴和阳,调和营卫,解肌发汗之总方也"。

妇人因其"数脱血"的特殊生理,常导致血虚的病机特点,所以桂枝汤也是妇科病症最常用的选方之一。《金匮要略·妇人妊娠病脉证并治》开篇明言"妇人得平脉,阴脉小弱,其人渴,不能食,无寒热,名妊娠,桂枝汤主之。于法六十日当有此证",即是用桂枝汤原方调和脾胃来治疗没有发热恶寒等表证的妊娠恶阻明证。《中医方剂现代研究》特别指出桂枝汤能"健运脾胃,振奋中焦""不仅能缓解妊娠反应症状,又利于胎儿的生长发育"。

【病案举例】

1. 桂枝汤治疗妊娠恶寒恶阻案

叶某,女,21岁,2011年12月3日初诊。

主诉:停经45天。

患者停经45天,尿人绒毛膜促性腺激素(HCG)测试(+)已7天,近3天来全身毛耸,瑟瑟发冷,胃脘不适,温温欲呕,口中多涎唾,晨起口苦,腰坠胀。舌质稍红,苔薄,脉细弱。治宜调和营卫、清热和胃,拟桂枝汤合二陈汤化裁:桂枝9g、炒白芍9g、炙甘草6g、黄芩6g、陈皮6g、姜半夏9g、茯苓12g、生姜6g、大枣3g。3剂,中药配方颗粒剂型,开水冲服。

2011年12月7日二诊:口苦欲呕、胃脘不适均除,身冷减轻,饮食依旧不香,神疲乏力,昏昏欲睡。舌脉同前。仍以上方去黄芩但加砂仁调理脾胃:桂枝9g、炒白芍9g、炙甘草6g、陈皮6g、姜半夏9g、茯苓12g、砂仁3g、生姜6g、大枣3g。3剂,中药配方颗粒剂型,开水冲服。

按语:仲景云妊娠"其人渴,不能食,无寒热",其实妇人早孕时以不能食恶阻者居多,以口渴者次之,以恶寒者又次之。妊娠之后,气血下聚滋养胎元,易致阴阳失调,出现寒热不均之象。诚如《灵枢·口问》所谓"寒气客于皮肤,阴气盛,阳气虚,故为振寒寒栗,补诸阳"。本案叶氏恶寒即为妊娠后的阴阳失调,非外感所为,且兼见"不能食"的恶阻,故选用桂枝汤治疗是最佳方案。由于初诊时患者口苦,故先以桂枝汤加黄芩,待口苦除,即去黄芩以免苦寒伤阳。

2. 桂枝加厚朴杏子汤治疗妊娠咳嗽案

李某，女，32 岁，2012 年 10 月 8 日初诊。

主诉：妊娠咳嗽 2 天。

患者已妊娠 64 天，因近日气温骤降，未能及时添衣而着凉引发咳嗽。刻诊症见：鼻塞流清涕，咽痒不适，痒则咳嗽，痰白稀量少，饮食不香、二便正常。咽部无红肿，舌质淡红苔薄，脉滑有力。孕检彩超示宫内可见孕囊，胎心管搏动正常。治以调营卫止咳嗽，方用桂枝加厚朴杏子汤加味：桂枝 9g、白芍 9g、甘草 6g、生姜 6g、大枣 6g、厚朴 9g、杏仁 9g、前胡 9g、蝉蜕 6g、僵蚕 9g、防风 9g。4 剂，中药配方颗粒剂型，开水冲服。

2012 年 10 月 13 日二诊：鼻塞已除，清涕已消，一日偶咳一二声，舌脉如上。守上方去蝉蜕、僵蚕再进 3 剂。

按语：本案李氏因感寒而涕痰交加咳嗽有声，是以桂枝加厚朴杏子汤，既疏解肌表，又温散降逆，再加前胡降气止咳；蝉蜕、僵蚕、防风祛风止痒，甚为合拍，故可效如桴鼓。

3. 桂枝加葛根汤治疗经行头项疼痛案

林某，女，34 岁，2010 年 6 月 21 日初诊。

主诉：行经伴头痛 3 天。

平素月经基本规律，此次月经推迟 10 天于 6 月 15 日来潮，至今未净，经量已少，经色转咖啡色，近 3 天出现头项疼痛并连及颠顶。自诉行经当天情绪激动，与家人吵架后外出吹风，吹风后第二天即发头项疼痛，时轻时重，痛甚自觉有锤头敲后脑勺，严重影响睡眠。现寐差神疲，纳食一般，大便偏黏。舌淡红，苔薄腻，脉细。急当疏解太阳经络以止痛，方用桂枝加葛根汤加味：桂枝 9g、炒白芍 9g、甘草 6g、葛根 30g、炮姜 6g、大枣 6g、荆芥 9g、姜黄 6g、蔓荆子 6g。3 剂，中药配方颗粒剂型，开水冲服。

2010 年 6 月 24 日二诊：头项疼痛大减，经血仍未完全干净，寐差，大便偏黏，舌脉如上，治以调养心脾、安神止血，方用归脾汤化裁：黄芪 15g、党参 15g、酸枣仁 15g、当归 9g、炒白术 12g、远志 6g、荆芥炭 9g、葛根 30g、仙鹤草 30g。5 剂。

按语：根据经络的循行分布，本案林氏疼痛之处正是足太阳膀胱经循经之所，患者行经当日正是血络空虚之时，又因吹风而致太阳经脉受邪经络不通，因而出现《素问·至真要大论》中所谓的"病冲头痛，目似脱，项似拔,腰似折"。故以桂枝加葛根汤疏经解肌,方中生姜改炮姜,再加荆芥,既疏风通络又升散止血,加蔓荆子引经止头痛,姜黄活血散血通络,故能一诊即头项疼痛明显减轻。

4. 桂枝加黄芪汤治疗垂体术后身冷背热案

李某,女,39岁,2014年11月12日初诊。

主诉:垂体瘤切除术后月经停闭4个月余。

患者2014年6月25日行垂体瘤切除术,术后月经一直未来潮。10月20日因月经未潮,求治西医,查催乳素543ng/ml,仍高于正常(非孕期女性正常范围4.79～23.3ng/ml),乃服甲磺酸溴隐亭片,每日2.5mg,但因恶心呕吐剧烈,仅服用3天即自行停药,停药则胃肠道反应消失。为求进一步治疗,故寻求中医。就诊时气温微凉,患者白天身冷需身着厚实冲锋衣,夜间反背脊火烧如燎,心烦、辗转反侧难以入眠。术后以来一直纳食乏味,偶有恶心。舌质略红,苔薄白,脉细。此为阴阳不和,治应温阳益阴、补任充督,以桂枝加黄芪汤加味:黄芪15g、桂枝9g、白芍9g、炙甘草6g、龟甲胶(烊化)9g、鹿角胶(烊化)9g、酸枣仁15g、知母6g、百合15g、地黄15g、生姜(自备)3大片(一元硬币大小)、大枣(自备)3枚。7剂,水煎服。

2014年11月20日二诊:身冷背热诸症悉除,睡眠转佳,舌脉同上。守方略加调整巩固疗效:黄芪15g、桂枝9g、白芍9g、炙甘草6g、百合15g、地黄15g、巴戟天9g、山茱萸9g、山药12g、菟丝子15g、生姜3大片(一元硬币大小)、大枣(自备)3枚。7剂。

按语:《扫叶庄医案》有案云:阳维失护,自觉背脊烘热,汗则大泄出不止,汗过周身冰冷畏寒,且不成寐,寐则气冲心跳,汗亦自止,以阴不内守,阳不护外主治。本案患者昼寒夜热,亦为阴阳失和,阳维失护。《难经》云:"阳维为病,苦寒热"。以阳维纲维一身之阳而司外护故也。外护不周,开泄则身热汗出,阳弱则身冷畏寒。桂枝加黄芪汤由桂枝汤加黄芪而成,本方除了以桂枝汤燮理阴阳之外,又增黄芪益气升阳的功效,故本案以桂枝加黄芪汤,再合龟鹿二胶填补阴阳,充益任督,即可维系一身之阴阳,从而使寒热诸症快速消弭。因患者舌质略红、辗转难眠,符合百合病的病证特征,遂加百合、地黄、知母以清热养阴,再合酸枣仁安神,如此则能神静眠香。

5. 桂枝加附子汤治疗人工流产后多汗身冷案

方某,女,41岁,2013年11月4日初诊。

主诉:药物流产并清宫术后怕冷1周。

患者10月28日行药物流产并清宫术,术后即觉动辄汗出身冷,较术前更易怕冷。就诊时恶露已净,面色无华,额头上因爬楼后渗有细微汗珠,四肢不温,神疲乏力,纳食正常,二便无异。舌质淡红苔薄,脉细尺沉。治宜益气和营,温阳固涩,方用桂枝加附子汤加味:桂枝9g、炒白芍9g、炙甘草6g、附片(先煎)9g、黄芪15g、龙骨15g、牡蛎15g、山茱萸15g、生姜(自备)3大片(一元硬币大小)、大枣(自备)3枚。3剂,水煎服。

2013年11月10日二诊:患者出汗消失,仍身冷,眠浅,舌脉同前。治以益阳和营,养心安神,仍用桂枝加附子汤合归脾汤化裁:桂枝9g、炒白芍9g、炙甘草6g、附片(先煎)9g、黄芪15g、首乌藤15g、远志9g、炒白术12g、茯神12g、当归9g、生姜(自备)3大片(一元硬币大小)、大枣(自备)3枚。7剂,水煎服。

按语:桂枝加附子汤原治太阳病发汗太过导致表阳虚汗漏不止,其实,大凡阳虚不固多汗者均可用本方,而不应囿于是否表证过汗。产后或人工流产后往往因手术损伤胞脉,暗耗气血。本案方氏即是因人工流产后,阳虚不能固外而动辄汗出,阳虚不能温煦而身冷。故以桂枝加附子汤以和营温阳固涩。又因《灵枢·九针》有"心主汗"之说,汗多伤心,寐浅递现,二诊即合归脾汤得以收功。

6. 桂枝加龙骨牡蛎汤治疗经期延长案

李某,女,38岁,2011年10月16日初诊。

主诉:连续月经淋漓10余日2个月。

患者既往月经周期基本规律,7天/28~32天,近2个月来出现月经淋漓10余日方净。末次月经10月5日,开始经量较多,经行4天后经量减少,淋漓至今未净,已有12天。平素带下一般,偶有异味,色偏黄。自述胃寒,食凉易腹泻。现下血色鲜红,偶有血块,头目眩晕,神情倦怠,饮食尚可,二便无异,睡眠较差、多梦。生育史:孕1产1,宫内节育环避孕。舌质淡红,苔薄白,脉细尺沉。治以温经益气、固涩止血,方用桂枝加龙骨牡蛎汤化裁:桂枝9g、炒白芍9g、炙甘草6g、炮姜6g、大枣6g、龙骨15g、牡蛎15g、炙黄芪15g、党参12g、阿胶9g、艾叶炭9g、仙鹤草30g。4剂,中药配方颗粒剂型,开水冲服。

2011 年 10 月 22 日二诊:药进一剂经血即净,自我感觉精气神明显好转,舌脉同前,以桂枝加黄芪汤合四物汤善后:桂枝 9g、炒白芍 9g、炙甘草 6g、生姜 6g、大枣 6g、炙黄芪 15g、地黄 15g、党参 12g、当归 9g、川芎 6g。7 剂,中药配方颗粒剂型,开水冲服。

2011 年 12 月 4 日因他病来诊,诉月经按期来止,未再出现淋漓多日方净。

按语: 桂枝加龙骨牡蛎汤是治疗"男子失精、女子梦交"的方剂,方中桂枝汤调和营卫,龙骨牡蛎收敛固涩。本案李氏经血延期未净,虽经色鲜红,但量少、倦怠、眩晕,且平素胃寒,稍食寒凉即腹泻,又脉细尺沉,可知出血是因脾胃虚寒统摄失职所致,故以桂枝汤补虚弱而调气血;加龙骨牡蛎既兼顾固涩止血,又考虑到睡眠欠安多梦,实则与梦交同属心病,取龙骨牡蛎的重镇安神作用;再加芪、参、胶、艾以益气补虚止血,特别是仙鹤草能补虚止血,对气血衰弱、精力委顿有特效。

7. 桂枝加龙骨牡蛎汤治疗妊娠盗汗案

朱某,女,25 岁,2012 年 1 月 30 日初诊。

主诉:妊娠 7 个月,伴盗汗、不寐 1 个月。

患者妊娠已 7 个月,近 1 个月来入睡后盗汗明显,往往胸襟濡湿,汗出觉冷而自醒更衣,醒后又难再入睡,白天精神困顿,苦不堪言。近周又增食后泛酸,饮食无味。怀妊以来带下素多,无异味无瘙痒。舌质稍紫,苔薄腻,脉细滑。治宜和营敛汗、和胃安神,方用桂枝加龙骨牡蛎汤化裁:桂枝 9g、炒白芍 9g、炙甘草 6g、干姜 6g、大枣 6g、龙骨 30g、牡蛎 30g、桑叶 30g、醋五味子 6g。5 剂,中药配方颗粒剂型,开水冲服。

2012 年 2 月 4 日二诊:夜寐盗汗、食后泛酸明显减轻,带下亦减少,舌脉同上,守方再进 5 剂。

按语: 盗汗在《素问·六元正纪大论》称为"寝汗"。中医素有"汗血同源"之说,所以汗出一症是妇科不可忽视的病症。《灵枢·五禁》"大汗出之后,是三夺也",将汗出列为五夺之一。《素问·痹论》中说:"其多汗而濡者,此其逢湿甚也,阳气少,阴气盛,两气相感,故汗出而濡也。"句中"阳气少、阴气盛"即指阴阳失和、营卫失调。桂枝汤功能调和营卫,而且据《中医方剂现代研究》(谢鸣主编,学苑出版社 1997 年出版)记载:"在不同功能状态下,本方(桂枝汤)能发汗也能止汗,起到双向调节作用。"增加龙骨牡蛎后使全方更偏于收敛固涩。因此,桂枝加龙骨牡蛎汤用于妊娠盗汗、人工流产或产后自汗、盗汗属卫阳虚弱者,疗效卓著,如鼓应桴。第5案(桂枝加附子汤治人工流产后多汗身冷案)在首诊中其实也合用了桂枝加龙骨牡蛎汤,方能快速固涩敛汗。

本案以干姜代生姜,是以干姜合甘草成甘草干姜汤,能温中化饮,故药后带下能减少。

(二)小建中汤

【经典文献】

[条文]

1. 伤寒,阳脉涩,阴脉弦,法当腹中急痛,先与小建中汤;不差者,小柴胡汤主之。(《伤寒论·辨太阳病脉证并治》第100条)

2. 伤寒二三日,心中悸而烦者,小建中汤主之。(《伤寒论·辨太阳病脉证并治》第102条)

3. 虚劳里急,悸,衄,腹中痛,梦失精,四肢酸疼,手足烦热,咽干口燥,小建中汤主之。(《金匮要略·血痹虚劳病脉证并治》第13条)

4. 男子黄,小便自利,当与虚劳小建中汤。(《金匮要略·黄疸病脉证并治》第22条)

5. 妇人腹中痛,小建中汤主之。(《金匮要略·妇人杂病脉证并治》第18条)

[组成] 桂枝三两(去皮)　甘草二两(炙)　大枣十二枚(擘)　芍药六两　生姜三两(切)　胶饴一升

[用法] 上六味,以水七升,煮取三升,去滓,内饴,更上微火消解。温服一升,日三服。呕家不可用建中汤,以甜故也。

【解析发挥】

小建中汤是以桂枝汤为底方,倍加芍药剂量再增饴糖所得,是一张通过温补的方法治疗因脾胃虚寒、阳气不能布敷所致的虚劳腹痛、四肢酸痛等症的方剂。成无己说："脾者土也,应中央,处四脏之中,为中州,治中焦,生育荣卫,通行津液;一有不调,则荣卫失所育,津液失所行,必以此汤温建中脏,是以建中名焉。"可见建中者即补脾胃之气。程云来又说:"建中者必以甘,甘草、大枣、胶饴之甘所以建中而缓急;通行卫气者必以辛,姜、桂之辛用以走表而通卫;收敛荣血者必以酸,芍药之酸走里而收荣。荣卫流行,则五脏不失权衡,而中气斯建矣。"

《金匮要略·妇人杂病脉证并治》明言:"妇人之病,因虚、积冷、结气……"临床所见妇科因中阳虚弱不运、阴阳二气乖离引起的痛经、胎动不安、妊娠腹痛或产后腹痛并不少见,这类病证均有下腹绵绵作痛、腹冷喜按喜温的特征,以小建中汤温建中阳即可止痛、止血,实为妙哉。

妇科临床应用小建中汤常有加减。加补气升阳的黄芪名黄芪建中汤,适合小建中汤证兼有气虚、阳弱、易感冒者;加养血调经的当归名内补当归建中汤,适合小建中汤证兼有血虚血瘀者。

【病案举例】

1. 小建中汤治疗经行胃痛案

施某,女,27岁,2013年11月3日初诊。

主诉:经行胃脘疼痛已4年。

4年前行经即出现胃脘疼痛,每次胃痛均需2～3天方能停止。平素自觉胃脘冷感,喜热食,多食即感脘胀不适,大便偏黏。末次月经10月9日。舌质淡红苔薄,脉细弱。治以温中健脾止痛,方用小建中汤合大建中汤加味:桂枝9g、炒白芍18g、炙甘草6g、淮小麦30g、大枣6g、党参12g、干姜6g、花椒6g、炒白术12g、九香虫9g、砂仁3g。7剂,中药配方颗粒剂型,开水冲服。

2013年11月11日二诊:月经于昨日来潮,未出现胃脘疼痛,舌脉同前,守方续进7剂以巩固疗效。

按语:本案施氏经行胃痛并见胃冷喜热食等症,均为脾胃阳虚所致,选用小建中汤以淮小麦易饴糖温中散寒实为合拍。何以淮小麦易饴糖?原因有三:一、叶天士说淮小麦"气微寒,禀天冬寒之水气,入足少阴肾经;味甘无毒,得地中正之土味,入足太阴脾经",认为淮小麦"养肝气"且"益血",淮小麦可以补虚扶正;二、因为就诊时值经前,胃痛未发,不需缓急止痛;三、淮小麦发芽后与煮熟的糯米或玉米发酵即得饴糖,在原料上,淮小麦与饴糖有相似。合用大建中汤在一定程度上加强温补之力,再加砂仁、炒白术、九香虫理气健脾止痛,终使四载陈疾一诊而瘥。

2. 小建中汤治疗妊娠腹痛案

胡某,女,25岁,2012年11月13日初诊。

主诉:停经42天,两侧少腹隐痛5天。

患者停经42天,自测尿HCG测试(+),两侧少腹隐痛5天。11月10日测孕酮40.5nmol/L,HCG 17 422.44mIU/ml。生育史:孕3产0人工流产2自然流产1。舌质淡红,苔薄白,脉细。治以燮理阴阳、健脾安胎,方用小建中汤加味:桂枝9g、炒白芍18g、炙甘草6g、生姜6g、饴糖(自备)30g、大枣6g、党参12g、炒白术12g、续断12g、菟丝子12g。3剂,中药配方颗粒剂型,开水冲服。

2012年11月16日二诊:两侧少腹疼痛消失,头晕、口淡、纳欠,舌脉同上,以小建中汤合白术散加味养血安胎:桂枝6g、炒白芍12g、炙甘草6g、生姜4g、饴糖(自备)30g、大枣6g、炒白术12g、川芎6g、花椒3g、牡蛎15g、续断12g。7剂,中药配方颗粒剂型,开水冲服。

按语:本案胡氏妊娠腹痛,初看无证可辨,但忆及吴鞠通在《温病条辨》中所说"每殒胎五六月者,责之中焦不能荫胎,宜平日常服小建中汤",故傅师以小建中汤温补中州来充填冲任,通过补后天养先天来保全胎元。此案确为吴氏运用小建中汤之发挥,事实上疗效果然如汤沃雪。

3. 内补当归建中汤治疗崩漏案

倪某,女,15岁,2012年10月10日初诊。

主诉:月经周期不规律2年余。

患者初潮至今2年多,月经周期长短不一,15~90天一潮,3~60天干净,末次月经停闭近70天于9月26日来潮,经量先多后少,绵延至今,现经量仍较多,偶夹血块,血色鲜红,小腹隐痛、胀满,倦怠无力,头目眩晕,少气懒言。舌质淡润边有齿痕,苔薄腻,脉细。治以温中健脾止血,方选内补当归建中汤合理中汤加味:桂枝9g、炒白芍18g、炙甘草6g、炮姜6g、饴糖(自备)30g、大枣6g、当归12g、党参15g、炒白术12g、荆芥炭9g、仙鹤草30g、艾叶炭9g。3剂,中药配方颗粒剂型,开水冲服。

2012年10月13日二诊:经量明显减少,经色已呈咖啡色,舌脉同前,守方再进5剂。

2012年10月18日三诊:经水极少,舌脉同前,前方去荆芥炭加阿胶

6g,5剂。

2012年10月25日四诊:经血于10月19日干净,以归脾汤加味益气补血之品调经善后。

按语:《灵枢·终始》曰:"少气者,脉口人迎俱少,而不称尺寸也。如是者,则阴阳俱不足,补阳则阴竭,泻阴则阳脱。如是者,可将以甘药,不可饮以至剂。"本案患者先由失血而耗气伤阳,后由脾阳虚弱、脾不统血而不能及时止血,倦怠、头晕、乏力、舌淡、脉细等均是脾阳虚衰的佐证。以内补当归建中汤合理中汤易生姜为炮姜,去其辛散,增其固涩,使阳气振奋,再加荆芥炭、仙鹤草、艾叶炭以温阳益气、收敛止血。由此可见,临证不能见血止血,应顺势而为,或温阳止血、或凉血止血、或化瘀止血,方证相印才能效如桴鼓。

4. 黄芪建中汤治疗经期过长案

吴某,女,33岁,2013年7月16日初诊。

主诉:反复月经淋漓15~20天干净,已2年。

患者2年前剖宫产同时行子宫肌瘤剔除术并放置宫内节育环,术后月经周期规则,但经期时间长,常需要15~20天干净,行经伴有小腹隐痛。曾用抗生素治疗,疗效不显。末次月经6月26日,至今未净,倦怠乏力,小腹隐痛不适。面色无华,大便偏软不易成形。舌质淡白胖嫩边有齿痕,苔薄,脉细缓。生育史:孕3剖宫产2人工流产1。6月15日彩超提示:多发性子宫肌瘤(大小23mm×14mm、13mm×14mm不等)。治以益气温经止血,方选黄芪建中汤合理中汤化裁:桂枝9g、炒白芍18g、炙甘草6g、炮姜6g、饴糖(自备)30g、大枣6g、黄芪15g、党参12g、炒白术12g、仙鹤草30g、艾叶炭9g。5剂,中药配方颗粒剂型,开水冲服。

2013年7月22日二诊:药尽经净,舌质仍胖嫩有齿痕,脉细缓,守前方去止血之品巩固疗效。

先后共投黄芪建中汤合理中汤加减32剂,观察7月及8月月经能在7~8天内干净。

按语:小建中汤温补中气,能振奋人体阳气而不伤及阴分,黄芪益气摄血,诸药共襄,温中健脾而统血。本案吴氏伤于手术刀刃,损及血海,出现神疲乏力、面色无华、大便不成形的现象,均是气血阴阳虚损所致,正如《素问·至真要大论》所谓"散者收之,损者温之",以黄芪建中汤合理中汤再加止血之品,故能温摄、补虚、止血。

— 31 —

（三）当归四逆汤

【经典文献】

[条文] 手足厥寒,脉细欲绝者,当归四逆汤主之。(《伤寒论·辨厥阴病脉证并治》第351条)

[组成] 当归三两　桂枝三两(去皮)　芍药三两　细辛三两　甘草二两(炙)　通草二两　大枣二十五枚(擘)

[用法] 上七味,以水八升,煮取三升,去滓,温服一升,日三服。

【解析发挥】

如果在桂枝汤中加入血分药则使全方转为调血治血之方,当归四逆汤就是以桂枝汤加当归、细辛、通草,主治血虚寒凝而出现手足厥逆。郑重光在《伤寒论条辨续注》中说:"手足厥冷,脉细欲绝,是厥阴伤寒之外证;当归四逆,是厥阴伤寒之表药耳。"由此可见,当归四逆汤以其温通补虚之功主治厥阴病证。厥阴是阴气发展的最后阶段,代表阴尽而开始阳生的阶段,所以厥阴病往往寒热错杂、虚实夹杂。妇人之病不离"虚"与"积冷",因此血虚寒凝时有发生,以当归四逆汤治妇科病症如痛经、闭经、不孕等属血虚寒凝者当为首选。当归四逆汤加吴茱萸生姜汤较当归四逆汤温散之力更强,尤适合血虚寒重者。但寒性凝滞,易致血瘀,所以妇科运用当归四逆汤(或当归四逆加吴茱萸生姜汤)需酌加活血甚至破血之品。

【病案举例】

1. 当归四逆汤治疗痛经案

叶某,女,16岁,未婚,2013年6月14日初诊。

主诉:行经即腹痛4年。

患者自12岁初潮至今行经即腹痛4年未愈。月经基本规律,5～7天/25～30天,经量一般,经色偏暗,小血块。行经前数小时起即小腹持续性疼痛,1～2天方止,小腹喜温喜按,疼痛剧烈时则不能坚持上学。多次中医治疗,效果不显,经痛仍时剧时缓。平素胃纳欠佳,手足不温,每日晨起必大便且质稀。末次月经5月21日。舌质淡润,苔薄白,脉细。治以温经散寒止痛,方选当归四逆汤合神效越桃散、失笑散加味:当归 9g、桂枝 9g、炒白芍 9g、炙甘草 6g、细辛 6g、通草 6g、焦栀子 9g、高良姜 9g、蒲黄 15g、五灵脂 15g、九香虫 9g、益母草 15g。7 剂,中药配方颗粒剂型,开水冲服。

2013 年 7 月 11 日二诊:本次月经 6 月 18 日来潮,经痛较前明显减轻,现小腹隐痛,晨起大便仍稀。舌脉同前,拟当归四逆汤合赤丸、理中汤以温经健脾、散寒止痛:当归 9g、桂枝 9g、炒白芍 9g、炙甘草 6g、细辛 6g、通草 6g、制川乌 6g、姜半夏 9g、干姜 9g、党参 15g、炒白术 12g、益母草 15g。7 剂,中药配方颗粒剂型,开水冲服。

2013 年 7 月 16 日三诊:本次月经 7 月 13 日来潮,经痛未作,大便成形,纳食偏少。舌质淡红苔薄,脉细。仍以当归四逆汤合理中汤化裁:当归 9g、桂枝 9g、炒白芍 9g、炙甘草 6g、细辛 3g、通草 6g、炮附片 6g、大枣 6g、炮姜 6g、党参 15g、炒白术 12g。3 剂,中药配方颗粒剂型,开水冲服。

后仍以当归四逆汤化裁,经后调理 3 个月经周期,观察 2 年,经痛未再发作,仅在过食生冷后当月行经小腹偶有胀满不适,能忍受。

按语: 本案叶氏痛经喜温喜按、手足不温、经色偏暗、经血有块、脉细,是因血虚寒凝夹瘀所致,故一诊以当归四逆汤合神效越桃散、失笑散加味治之。神效越桃散出自《素问病机气宜保命集》,原治腹中虚痛不可忍者,方中越桃实为南阳大栀子,栀子既是清热利湿之佳品,又是解郁化瘀止痛之良药,《伤寒论》中栀子豉汤治"心中结痛"即是栀子止痛之用。《长江医话》记载赵荣胜治顽固性痛经(子宫内膜异位症、膜样痛经)时,每于方中加栀子一味,多获良效。因此以栀子移治痛经,经多年应用,效果明显。但栀子毕竟性质苦寒易伤阳气,故神效越桃散中再配高良姜以"制性存用",两药一寒一温,对寒热错杂的厥阴病非常恰当。二诊从晨起即泻便、舌淡润之象考虑患者脾阳不振更甚,当归四逆汤温散太阴不足,故合赤丸以散寒止痛、合理中汤以温中健脾。三诊因经期方过,寒湿不著,故仅以当归四逆汤合理中汤以和阴阳、补脾胃。

2. 当归四逆汤治疗月经后期案

崔某,女,32 岁,2013 年 3 月 25 日初诊。

主诉:月经推迟 65 天未潮。

患者平素月经周期规律,5～7 天 /35～40 天,经量中等,经色鲜红,小血块。自 2012 年 12 月放置宫内节育环后于 2013 年 1 月 20 日来潮,后延期至今 65 天未潮，但近半月出现阴道极少量褐色分泌物，小腹坠满不适，腰酸隐痛，纳便正常，无乳房胀痛。舌质淡红，苔薄，脉细尺沉。生育史：孕 1 产 1。尿妊娠试验（－）。妇科检查：外阴无殊，阴道通畅，宫颈光滑，宫体后位，大小正常，活动，质地中等，无压痛，两侧附件压痛。彩超检查提示子宫内膜 8mm。拟当归四逆汤加味以温经补虚、活血通经：当归 12g、桂枝 9g、炒白芍 9g、炙甘草 6g、细辛 6g、通草 6g、大枣 6g、炒枳壳 9g、益母草 15g、泽兰 15g、丹参 12g。7 剂，中药配方颗粒剂型，开水冲服。

2013 年 4 月 7 日二诊：患者于 3 月 29 日起阴道少量出血，色红，舌脉同上，守方加土鳖虫 9g、川牛膝 30g。5 剂，中药配方颗粒剂型，开水冲服。

2013 年 4 月 13 日三诊：患者服二诊方后血量增多，但血量仍少于平常经量，现经血淋漓未净，腰酸痛，乳房胀痛，舌脉同上。改胶艾汤合寿胎丸化裁以养血止血、疏肝滋肾：当归 9g、地黄 15g、炒白芍 9g、川芎 6g、阿胶 6g、炮姜 6g、醋艾炭 9g、炙甘草 6g、菟丝子 15g、续断 12g、桑寄生 15g、玫瑰花 9g。7 剂，中药配方颗粒剂型，开水冲服。

2013 年 4 月 20 日四诊：三诊药后 3 天经血净，乳房隐痛，舌脉同上。改一贯煎合四物汤化裁：北沙参 15g、麦冬 15g、枸杞子 12g、川楝子 6g、黄精 15g、当归 9g、地黄 15g、炒白芍 9g、川芎 6g、玫瑰花 9g。7 剂，中药配方颗粒剂型，开水冲服。

按语：本案崔氏先由放置宫内节育环而伤及胞脉影响冲任，后因春寒而"天寒地冻则经水凝泣"（《素问·离合真邪论》），而据《灵枢·病本》所言"先寒而后生病者，治其本"，故用当归四逆汤以和营散寒，加枳壳、丹参、益母草、泽兰以行气活血催经。但子宫局部手术直接损伤胞脉，以至二诊药后虽经血下但量少且淋漓，及至三诊即改养血滋肾之法才使得肾气充阴血长而经血净。四诊沿用滋补之法，冀一贯煎以滋水上源而补肝肾、四物汤补血和血，弥补刀刃之伤。

3. 当归四逆加吴茱萸生姜汤治疗小腹寒冷案

李某，女，25 岁，2012 年 11 月 28 日初诊。

主诉：小腹寒冷多年，婚后未孕 2 年。

患者因婚后正常性生活 2 年未孕，特求助中医备孕。自述常年脐下腹冷，天气转冷需用自制的丝绵腹带绑束腰腹才觉小腹舒适。月经规则：5～7 天 /28～32 天，末次月经 11 月 9 日，经量中等，经色红，小血块。舌淡红苔薄,脉细缓。彩超检查示子宫后位,子宫大小 48mm×44mm×38mm,内膜 8mm。妇科检查:外阴无殊,阴道通畅,宫颈光滑,宫体后位,大小正常,活动,质地中等,无压痛,两侧附件压痛。治以补血和血、温经散寒,方用当归四逆加吴茱萸生姜汤合白通汤:当归 9g、桂枝 9g、炒白芍 9g、炙甘草 6g、细辛 6g、通草 6g、大枣 6g、吴茱萸 6g、干姜 6g、淡附片 9g、葱白 9g。10 剂,中药配方颗粒剂型,开水冲服。

2012 年 12 月 9 日二诊:月经未转,脐下腹冷减轻,腰酸不适,舌脉如上。守方加续断 12g,再进 10 剂。

2012 年 12 月 23 日三诊:末次月经 12 月 12 日,7 天干净,量、色均好,无血块。小腹冷感明显减轻,已不需再束绑带。仍守一诊方再进 10 剂。

2013 年 1 月 20 日因月经未转而四诊,发现已孕。诉三诊药后小腹未再觉凉。

按语:当归四逆汤加吴茱萸生姜汤因增加了吴茱萸和生姜,因此当归四逆汤加吴茱萸生姜汤比当归四逆汤更具温寒凝而行阴滞的作用。钱天来说:"若其人平素内有久寒者,而又为客寒所中,其痼阴沍寒,难于解散,故更加吴茱萸之性燥苦热及生姜之辛热以泄之,而又以清酒辅助其阳气,流通其血脉也。"小腹寒冷在妇科病症中有特殊意义。小腹为任脉、冲脉、足太阴脾经、足厥阴肝经和足阳明胃经等多条经络循行所过之地。小腹寒冷往往提示上述经络阳气衰阴气盛,也是宫寒的外在表现。患者不孕缘于宫寒,故在助孕之前,必须先解决小腹寒冷的问题。当归四逆加吴茱萸生姜汤温寒凝、行阴滞,白通汤破阴回阳,两方合用实属方证相印,故一诊知再诊愈。

(四)温经汤

【经典文献】

[条文] 问曰:妇人年五十所,病下利,数十日不止,暮即发热,少腹里急,腹满,手掌烦热,唇口干燥,何也? 师曰:此病属带下。何以故? 曾经半产,瘀血在少腹不去。何以知之? 其证唇口干燥,故知之。当以温经汤主之。(《金匮要略·妇人杂病脉证并治》第9条)

[组成] 吴茱萸三两　当归　芎䓖　芍药　人参　桂枝　阿胶　牡丹（去心）　生姜　甘草各二两　半夏半升　麦门冬一升（去心）

[用法] 上十二味，以水一斗，煮取三升，分温三服。亦主妇人少腹寒，久不受胎，兼取崩中去血，或月水来过多，及至期不来。

【解析发挥】

从温经汤的组成来看，温经汤可以看成是桂枝汤、吴茱萸汤、麦门冬汤加当归、阿胶、半夏的合方。本方寒热补泻之药皆俱，功能温、清、消、补，调气血而和阴阳，是主治厥阴病寒热错杂、虚实兼夹的代表方，原书用于"少腹寒，久不受胎，兼取崩中去血，或月水来过多，及至期不来"，其中又以调治月经病为多，故徐灵胎称此方为调经总方。陈元犀在《金匮方歌括》中也说：月经"过期不来者能通之，月来过多者能止之，少腹寒而不受胎者并能治之，统治带下三十六病，其神妙不可言矣"。

温经汤以温通冲脉而得名。《金匮要略·妇人杂病脉证并治》第 8 条开门见山指出："妇人之病，因虚、积冷、结气，为诸经水断绝。至有历年，血寒积结胞门，寒伤经络。"到底是哪条经络？原文继续揭示："凝坚在上，呕吐涎唾，久成肺痈，形体损分；在中盘结，绕脐寒疝，或两胁疼痛，与脏相连；或结热中，痛在关元，脉数无疮，肌若鱼鳞，时着男子，非止女身；在下未多，经候不匀，冷阴掣痛，少腹恶寒，或引腰脊，下根气街，气冲急痛，膝胫疼烦。"据"凝坚在上""在中盘结""在下未多"推测说明这条经脉分走人体上、中、下三部。能与气血关联并分走人体上中下者，首推冲脉。《灵枢·逆顺肥瘦》即指出了冲脉的循行和功能："夫冲脉者，五脏六腑之海也，五脏六腑皆禀焉。其上者，出于颃颡，渗诸阳，灌诸精；其下者，注少阴之大络，出于气街，循阴股内廉，入腘中，伏行骭骨内，下至内踝之后属而别；其下者，并于少阴之经，渗三阴；其前者，伏行出跗属，下循跗，入大指间，渗诸络而温肌肉。故别络结则跗上不动，不动则厥，厥则寒矣。"

根据段逸山主编的《医古文》所载历代度量衡制，以汉制一两约为今制 15g 换算，可知温经汤方中剂量排列前三的分别是麦冬（约 130g）、半夏（约 65g）和吴茱萸（约 45g）。大剂麦冬可滋肺胃之阴，是滋肾水之上源，间接以滋肝血；半夏温燥、降逆阳明、潜行气血以化月水；吴茱萸则主入肝经,暖肝降胃、温中下气。本方妙在辛温吴茱萸、半夏与甘寒麦冬配伍,前者注重肝的疏泄发散,而后者则辅助肝阴肝血,使得肝气与肝血、肝阳与肝阴相和;同时吴茱萸、半夏、麦冬均入胃经,从多气多血之腑入手,更突出了肝胃(脾)之间的相和,俾"肝生血气"不成空话。冲脉隶属于阳明,同时冲脉并于少阴,温经汤以主入肝经的吴茱萸斡旋于阳明与少阴之间,调和肝胃、和谐肝肾,调经助孕,实为"肝生血气"的最好体现。

【病案举例】

1. 温经汤治痛经案

林某,女,20岁,2012年8月16日初诊。

主诉:经行即下腹胀痛3年。

患者近3年来经行即下腹胀痛,伴腰痛、腹泻、恶心欲呕,腹部喜温喜按,腹痛持续数小时可止,尚能忍受。平素月经35天左右一潮,5天左右干净,经量偏多,经色偏暗,夹血块。纳食一般,睡眠尚好,二便正常。末次月经7月24日。舌质淡红,苔薄白,脉细尺沉。拟温经汤加延胡索以温经和血、调经止痛:吴茱萸6g、桂枝9g、炒白芍9g、当归9g、川芎9g、党参9g、姜半夏9g、牡丹皮9g、麦冬12g、阿胶(烊化)6g、延胡索12g、炙甘草6g、生姜6大片(一元硬币大小)。10剂,水煎服。

2012年9月15日二诊:末次月经8月28日,经痛及伴随症状减轻,无恶心,经量较多,经色鲜红,无血块,口干,舌质淡红,苔薄白,脉细,守温经汤加味:吴茱萸6g、桂枝9g、炒白芍9g、当归9g、川芎9g、党参9g、姜半夏9g、牡丹皮9g、麦冬30g、阿胶(烊化)6g、延胡索15g、炙甘草6g、生姜6大片(一元硬币大小)。15剂,水煎服。

2012年10月15日三诊:末次月经10月3日,经痛完全消失,经量恢复往常,经色鲜红,无血块。偶有口干,舌脉如前,继守二诊方15剂巩固。

按语:本案林氏痛经喜温喜按、脉细属虚寒,经血夹有血块是有瘀血,经量偏多、经色偏暗是内热迫血妄行,典型的寒热虚实夹杂之证,故用温经汤加延胡索以温经和血,一诊痛减。二诊根据药后的寒热变化,出现口干,故加大麦冬之量,期冀滋水上源以补阴血,并清里热。及至三诊,虽然经痛止、口干减,但虚损不易补、寒凝不易温,故仍以温经汤巩固。

2. 温经汤治疗不孕案

王某,女,27岁,2012年8月18日初诊。

主诉:正常同居未受孕3年。

患者13岁初潮,月经规则,5～7天/35～40天,经量中等,经色偏暗,小血块,行经腰酸、小腹胀。外院诊为:①原发不孕,②子宫内膜增生不良,③卵泡发育不良。经促排等治疗3个月经周期仍未受孕。末次月经8月7日。平素怕冷,入冬后更是四肢冰冷。纳食可、睡眠欠佳、二便无异。舌质偏紫,苔薄,脉细弱尺沉,以温经汤加味:吴茱萸6g、桂枝9g、炒白芍9g、当归9g、川芎9g、党参9g、姜半夏9g、牡丹皮9g、麦冬15g、阿胶9g、紫河车3g、紫石英15g、茺蔚子15g、炙甘草6g、花椒3g。15剂,中药配方颗粒,开水冲服。嘱放松心态,规律作息,多食牡蛎、鱼胶、桃胶、银耳等物。下次经后复诊。

后以上方连续经后服用2个月经周期,未受孕,但睡眠好转。

2012年11月20日四诊:末次月经11月15日,此次行经腰酸不明显,今经血呈咖啡色,量极少,手足尚温。守温经汤加味:吴茱萸6g、桂枝9g、炒白芍9g、当归9g、川芎9g、党参9g、姜半夏9g、牡丹皮9g、麦冬15g、阿胶9g、紫河车3g、茺蔚子15g、炙甘草6g、淫羊藿15g、仙茅9g。7剂,中药配方颗粒,开水冲服。

2012年11月27日五诊:今月经周期第13天,彩超检查提示子宫内膜6mm,左卵泡13mm×12mm,再进11月20日方10剂。

3天后监测卵泡提示子宫内膜7mm,左卵泡17mm×15mm,剩余中药每剂再加香附9g。

2012年12月2日再查彩超提示卵泡已破,嘱合理安排同房,服完中药观察。

2012年12月28日六诊:月经未转,尿妊娠试验阳性,转保胎治疗。

按语:《素问·上古天真论》说:"阴阳合,故能有子。"此谓"阴阳合",理奥而意深。"阴阳合"在这里不单指出男女媾合是受孕的关键,更多的是针对妇人应气血合、寒热均。温经汤就是这样一张调阴阳平寒热的方剂。本案王氏原发不孕,月经周期偏后、经色偏暗、小血块,且行经腰酸、小腹胀,伴怕冷,均是冲任虚寒、瘀血内阻的表现。西医诊断的"子宫内膜增生不良",也与宫寒血瘀有关,"卵泡发育不良"提示冲任虚损。以温经汤温养化瘀，再加紫河车益精血、紫石英暖子宫、茺蔚子利胞脉、花椒补阳衰，调治 3 个月后，继续守方再加淫羊藿、仙茅、香附，终于使子宫内膜增生理想、卵泡发育良好而受孕。

3. 温经汤治疗月经后期案

余某，女，20 岁，学生。2013 年 3 月 10 日初诊。

主诉：月经推迟 35 天未潮。

患者曾有多囊卵巢综合征病史。常有月经推后，此次月经又推迟 35 天未潮，形体偏瘦，舌质淡红，苔薄，脉细尺弱。余无异常。B 超提示：子宫 50mm × 46mm × 33mm，内膜 7mm；双侧卵巢可见多个卵泡，小卵泡呈"车轮样"排列，符合卵巢多囊样改变。治以益气养血、温肝补肾。考虑学生复诊不便，以温经汤原方改散剂，每日 2 次，每次 9g，开水冲服，连续服用 1 个月。

2013 年 4 月 14 日二诊：自诉 3 月 12 日月经来潮，7 天干净，量一般，色红，无血块；眠差，舌质淡红，苔薄，脉右弦滑，左细弱。继用温经汤再加首乌藤 150g，改散剂，每日 2 次，每次 9g，开水冲服，连续服用 1 个月。

2013 年 5 月 31 日三诊：自诉近 2 个月月经基本规律，末次月经 5 月 19 日，7 天干净，血块多，色偏暗，近日耳鸣、目痛、口干、纳呆。舌苔淡紫，苔薄，脉细偏滑。仍用温经汤原方，改散剂，每日 2 次，每次 9g，开水冲服，连续服用 1 个月。

2013 年 8 月 23 日患者主动反馈：服用 3 个月的温经散后，每个月例假都按时来潮。彩超复查，双侧卵巢未发现异常。嘱再观察，适寒温，调情绪。

按语：本案患者月经不规律，体形偏瘦，脉细尺弱，余无所苦，结合双侧卵巢可见多个卵泡呈"车轮样"排列，可以辨证为冲任虚寒、气血不足。张锡纯所说，"人之元气，根基于肾，萌芽于肝，培养于脾，积贮于胸中为大气，以斡旋全身"，下焦肝肾阳气不足，冲任虚寒不能化生精血，以致月经不能按时来潮。以温经汤调和肝肾、和谐脾胃而助肝"生血气"，故月事按时以下。

4. 温经汤治疗月经过少案

吴妇，47 岁，教师。2012 年 12 月 7 日初诊。

主诉：月经量少并经期推迟半年。

患者半年前开始出现月经量减少，每次行经 1～2 天，且月经逐渐后延，40～50 日一行，行经期腹痛腰酸、烦躁易怒。本次月经于 2012 年 12 月

4日来潮,1天即净。患者体格偏瘦,平素性情急躁,易手足心热,四末不温。患者自发病以来,饮食一般,眠差,多梦易醒,二便尚调。舌淡红,苔白,脉细稍沉迟。性激素六项示:卵泡刺激素(FSH)40.12mIU/ml、黄体生成素(LH)24.35mIU/ml、雌二醇(E_2)71.17pg/ml、孕酮(P)0.18ng/ml、睾酮(T)0.16ng/ml、催乳素(PRL)5.64ng/ml。阴道彩超检查未见明显异常。治以补益肝血、温补冲任,方选温经汤:吴茱萸9g、桂枝6g、川芎6g、当归6g、白芍6g、阿胶6g、牡丹皮6g、姜半夏9g、麦冬15g、党参9g、巴戟天9g、淫羊藿15g、炙甘草6g。10剂,中药配方颗粒剂,开水冲服。

2013年1月7日二诊:服药后,本次月经于2013年1月5日来潮,量较前增多,腹痛腰酸,四末不温稍减。效不更方,原方继服10剂。

2013年2月6日三诊:服药后,本次月经于2013年2月3日来潮,量可。原方继服10剂。

2013年3月7日四诊:患者诉本次月经于2013年3月5日来潮。近3个月月经基本按时而行,每次行经5天,自感无明显不适。查性激素六项示:卵泡刺激素(FSH)5.71mIU/ml、黄体生成素(LH)4.80mIU/ml、雌二醇(E_2)76.54pg/ml、孕酮(P)0.28ng/ml、睾酮(T)0.30ng/ml、催乳素(PRL)8.40ng/ml。嘱继服10剂,巩固疗效。

按语: 本案吴氏月经量少、月经愆期,根据性激素检查提示卵巢功能开始衰退,但中医胜在辨证。患者体格偏瘦、烦躁易怒,易手足心热,眠差,多梦易醒,乃肝血不足;行经期腹痛腰酸,四末不温,脉细稍沉迟,乃肾阳不能温煦。肾阳不足,精血化生无力,肝阳生发不足,故月经量少而后期。用温经汤滋补肝血、和肝温肾,再加巴戟天、淫羊藿补肾阳,共奏肝肾升发、气血调匀之功,使得月信如期而月水量增。患者全程未服一粒性激素药,全赖温经汤调和阴阳斡旋元气。陈修园说:《金匮》温经汤一方,无论阴阳、虚实、闭塞、崩漏、老少,善用之无不应手取效。"果不我诬焉。

(五)桂枝茯苓丸

【经典文献】

[条文] 妇人宿有癥病,经断未及三月,而得漏下不止,胎动在脐上

者,为癥痼害。妊娠六月动者,前三月经水利时,胎也。下血者,后断三月
衃也。所以血不止者,其癥不去故也,当下其癥,桂枝茯苓丸主之。(《金
匮要略·妇人妊娠病脉证并治》第2条)

[组成] 桂枝　茯苓　牡丹(去心)　桃仁(去皮尖,熬)　芍药各等分

[用法] 上五味,末之,炼蜜和丸,如兔屎大,每日食前服一丸。不知,
加至三丸。

【解析发挥】

桂枝茯苓丸是桂枝类方中的活血化瘀剂。瘀血,是中医学独有的病
理概念。瘀血既是病理产物,又是继发性病因。正常情况下,人体的气血
流畅,在病理因素作用下,气血运行障碍停滞,便形成了瘀血。在《金匮要
略》中,桂枝茯苓丸用于治疗妇人腹部肿块且漏下不止的病症,后世则扩
大了本方的使用范围,凡妇科辨为瘀血证的诸多疾患均可以用桂枝茯苓
丸,如卵巢囊肿、慢性盆腔性包块、包块型异位妊娠、子宫肌瘤、子宫内膜
增生症、产后胎盘残留等。使用桂枝茯苓丸的关键是把握以下指征:月经色
暗或黑、易凝固有血块,并伴腹痛;或月经前头痛、乳胀、烦躁易怒;或面红
(暗红),舌质暗或有紫点;或经彩超或CT检查提示有包块、结节、增生。

虽然《灵枢·本脏》云:“视其外应,以知其内脏,则知所病矣。”但妇
科许多疾病尤其是癥瘕之疾在临床上却没有任何外在症状表现,因而辨证
也常常无从下手。因此,辨病论治往往成为重要的治疗方法。根据彩超或
CT检查提示有包块、结节、增生等,可以作为辨病辨证的依据,因此,妇科
临证中必要的检查不容忽视。

《金匮要略》原书桂枝茯苓丸用作丸剂,事实上,从临床运用的情况
看,本方汤剂和丸剂都行之有效,汤者荡也,汤剂见效快、方便加减化裁,
适合急症;丸者缓也,丸剂则效缓、服用方便,适合慢性疾患。

【病案举例】

1. 桂枝茯苓丸治疗输卵管妊娠包块案

肖某,女,25岁,2012年6月19日初诊。

主诉:右侧输卵管妊娠1月余。

患者末次月经5月2日,发现右侧输卵管妊娠在我院中医妇科住院保

守治疗，静脉滴注甲氨蝶呤后，于 6 月 18 日血 β-HCG 降至 266.40mIU/L，彩超检查发现右侧附件 45mm×36mm 包块。刻诊：右少腹隐、痛，腰酸，神疲，大便偏干，恶露量少，色暗。舌质淡红，苔薄白，脉细尺沉。治以活血散结、通络止痛，拟桂枝茯苓丸改汤加味：桂枝 15g、白芍 12g、牡丹皮 9g、桃仁 9g、茯苓 12g、三棱 9g、莪术 9g、酒大黄 6g、花椒 3g、石见穿 15g、续断 12g、乳香 6g、没药 6g。3 剂，中药配方颗粒剂，开水冲服。

2012 年 6 月 22 日二诊：6 月 21 日血 β-HCG 降至 54.11mIU/L，彩超提示右侧附件包块 15mm×13mm。恶露在流出一大血块（拇指大小）后即净，腰酸好转，舌脉同前。守方再进 7 剂，带药出院。

后以原方为主稍加改动连续服用 18 剂，2012 年 7 月 13 日彩超检查提示右侧附件包块消失。

按语：本案肖氏虽经西药治疗，血 β-HCG 得以下降，但输卵管的包块仍在。据腰酸、神疲、脉细沉可知阳气亏损；少腹隐痛、恶露量少、色暗可知瘀血内阻；彩超结果为瘀血阻络之旁证，以桂枝茯苓丸（汤）消癥散结，再加续断、花椒温肾助阳，三棱、莪术、酒大黄、石见穿、乳香、没药破血通络，并坚持服用 21 剂，故能取效。

2. 桂枝茯苓丸治疗卵巢囊肿案

金某，女，40 岁，2013 年 7 月 29 日初诊。

主诉：发现右侧卵巢囊肿 2 年，伴少腹胀满、腰坠 3 个月。

患者体检发现右侧卵巢囊肿（43mm×40mm）已有 2 年，近 3 个月来自觉右侧少腹胀满不适、腰坠。平素月经规则，7～12 天/28～32 天，末次月经 7 月 19 日，经量偏多，经色红，小血块，纳可、二便调。舌质淡红，苔薄白，脉细。彩超提示：右侧附件可见一 63mm×54mm 大小囊性暗区。以桂枝茯苓丸改汤加味：桂枝 9g、白芍 12g、牡丹皮 9g、桃仁 9g、茯苓 12g、薏苡仁 50g、皂角刺 30g、白芷 6g、莪术 9g、乳香 6g、没药 6g、石见穿 15g。10 剂，水煎服。

2013 年 8 月 9 日二诊：偶有右少腹隐闷，余无异，舌脉同前，守方 10 剂。

2013 年 8 月 27 日三诊：末次月经 8 月 17 日，量、色如前，7 天干净，偶有右少腹隐隐胀闷，余无异，舌脉同前，前方去白芷、加青皮 9g。10 剂，水煎服。

后以三诊方化裁连续服用 60 剂至 10 月 30 日,彩超检查提示右侧附件囊肿消失。

按语:《灵枢·水胀》描述肠覃说:"寒气客于肠外,与卫气相搏,气不得荣,因有所系,癖而内著,恶气乃起,瘜肉乃生。其始生也,大如鸡卵,稍以益大,至其成也,如怀子之状,久者离岁,按之则坚,推之则移,月事以时下,此其候也。"结合妇科临床,此文所写,与卵巢囊肿、卵巢子宫内膜异位症、卵巢肿瘤的症状和病机相似度都非常高。卵巢囊肿一病多由痰瘀胶结所致,不能速消,只能缓图,以桂枝茯苓丸(汤)加薏苡仁、皂角刺重在化痰祛瘀,加莪术、乳香、没药、石见穿重在活血散结,故能使卵巢囊肿得以消除。

3. 桂枝茯苓丸治疗子宫内膜增生案

陈某,女,37 岁,2013 年 9 月 9 日初诊。

主诉:月经停闭 2 个月。

患者末次月经 7 月 10 日来潮,现停经 2 个月未转,伴下腹隐痛,腰酸,两目干涩。平素月经规则,5～7 天 /28～32 天,经量偏多,色鲜红,夹血块,带下一般,时有脸部发热,纳、便正常,睡眠欠佳,易醒。舌质淡红,苔薄白,脉细弦。生育史:孕 3 产 1 人工流产 1 异位妊娠 1。彩超检查提示子宫内膜 14mm,直肠子宫陷凹探及暗性液区 23mm×21mm;性激素六项检查各项指标均在正常范围。以破血催经之法为治,方用桂枝茯苓丸(汤)合佛手散加味:桂枝 9g、茯苓 9g、赤芍 9g、牡丹皮 9g、桃仁 9g、当归 12g、川芎 9g、莪术 9g、土鳖虫 12g、瞿麦 12g、泽兰 15g。7 剂,水煎服。

2013 年 9 月 23 日二诊:末次月经 9 月 13 日,经量多,经色红,多血块,7 天干净,舌脉同前。经血已下,转治盆腔积液,改当归芍药散加味化裁:当归 9g、川芎 6g、白芍 15g、泽泻 9g、炒白术 12g、茯苓 9g、鸡血藤 30g、益母草 15g、瞿麦 12g、泽兰 15g、枳实 9g。7 剂,水煎服。

按语:本案陈氏月经后期,虽性激素六项正常仍不能行经,根据其子宫内膜已达 14mm,究其病机当为瘀血内阻胞宫。平素经夹血块是为瘀血阻滞旁证,血滞胞脉不通则小腹隐痛;血不利则为水而见局部积液。故以桂枝茯苓丸温通血行化滞,合当归、川芎(即佛手散)行气活血,加莪术、土鳖虫破血通经,再加瞿麦、泽兰活血利水,则能经血通行。二诊因经后子宫内膜初生,考虑盆腔积液,故改补血活血利水的当归芍药散加味。

4. 桂枝茯苓丸治疗药物流产后胎膜残留案

徐某,女,36岁,2013年1月19日初诊。

主诉:发现药物流产后胎膜残留。

患者二胎剖宫产后8个月,意外妊娠46天,行米非司酮合米索前列醇联合用药后于1月12日11时排出绒毛样物质一块,恶露持续不尽,量或多或少,色或红或暗,1月18日彩超检查发现宫腔内可见一21mm×15mm不规则絮状回声,曾经因清宫术引起晕厥,故拒绝再行清宫术而转求中医诊治。刻诊见两颧暗红,神情焦虑,小腹隐痛,恶露量少、色暗,腰酸痛,纳食、夜寐尚可,大便偏结,四肢不温,舌质偏紫,苔薄白,脉细弦。拟桂枝茯苓丸(汤)合旋覆花汤加味:桂枝15g、赤芍15g、茯苓9g、牡丹皮9g、桃仁9g、茜草9g、旋覆花9g、葱白6g、土鳖虫15g、酒大黄6g、川牛膝15g。3剂,中药配方颗粒剂,开水冲服。

2013年1月22日二诊:服上药2剂后于昨晚腹痛后排出一鹌鹑蛋大血块,今早出血明显减少,颜色转淡黄,仍腰酸,舌质偏紫,苔薄白,脉细,守桂枝茯苓丸(汤)化裁:桂枝9g、赤芍9g、茯苓9g、牡丹皮9g、桃仁9g、当归12g、川芎6g、牛膝15g、续断9g、杜仲12g、菟丝子15g。5剂,中药配方颗粒剂,开水冲服。

2013年1月27日三诊:服上药3剂后即恶露止,今腰酸已微,复查彩超子宫内膜7mm,宫腔内未发现异常回声。近2日鼻塞、流清涕,转方桂枝汤加味调和营卫以治感冒。

按语:药物流产后胎膜残留如以西医之治疗路径势必以清宫术吸刮宫腔内残留物质,但本案徐氏因个人原因而转求中医保守治疗。《素问·阴阳应象大论》谓"其下者,引而竭之",张景岳认为此"竭"为"祛除也,谓涤荡之,疏利之"。药物流产后胎膜残留实为瘀血阻滞胞宫,当破血下行以通利,故以桂枝茯苓丸为主方。

旋覆花汤本为半产漏下瘀血内阻所设,方中用旋覆花汤是以旋覆花入肺、葱白通阳力主宣开气机,提壶揭盖,能更好发挥下行活血之力。原方新绛今以茜草代之,功能活血化瘀。《张氏医通》称此方亦治"崩漏鲜血不止",亦借其活血调气化瘀之功。

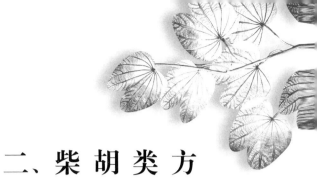

二、柴 胡 类 方

柴胡是伞形科植物柴胡、狭叶柴胡等的根。柴胡入药历史悠久，马王堆帛书《五十二病方》中就有单味柴胡治疗头痛的记载。《神农本草经》谓柴胡"主心腹，去肠胃中结气，饮食积聚，寒热邪气，推陈致新"。柴胡是仲景方中重要的药物，《伤寒论》入 7 方次，《金匮要略》入 7 方次。关于柴胡的作用，前人各有见地：如《本草正义》认为柴胡是"解表之药"；《本经逢原》说是"足少阳胆经之药"；《医学启源》则说柴胡"少阳、厥阴引经药"；《神农本草经百种录》还说是"肠胃之药"。结合前人经验，柴胡作用范围不离少阳、厥阴二经，手足少阳经和手足厥阴经，尤其是足少阳胆经、足厥阴肝经循行人身的侧面，包括胸胁、肩颈两侧、头额两侧、腰胯、少腹及腹股沟等，因此，这些区域出现的胀痛、酸楚、感觉异常，甚至肿块等，或少阳表证之寒热往来、厥阴里证之四肢厥逆、少阳经证之头痛、厥阴经证之少腹痛、厥阴脏证之不寐等，都可以考虑使用柴胡类方。

（一）小柴胡汤

【经典文献】

[条文]

1. 太阳病，十日以去，脉浮细而嗜卧者，外已解也。设胸满胁痛者，与小柴胡汤。脉但浮者，与麻黄汤。（《伤寒论·辨太阳病脉证并治》第 37 条）

2. 伤寒五六日，中风，往来寒热，胸胁苦满，嘿嘿不欲饮食，心烦喜呕，或胸中烦而不呕，或渴，或腹中痛，或胁下痞硬，或心下悸，小便不利，

或不渴，身有微热，或咳者，小柴胡汤主之。(《伤寒论·辨太阳病脉证并治》第96条)

3. 血弱气尽，腠理开，邪气因入，与正气相搏，结于胁下，正邪分争，往来寒热，休作有时，嘿嘿不欲饮食，脏府相连，其痛必下，邪高痛下，故使呕也，小柴胡汤主之。服柴胡汤已，渴者属阳明，以法治之。(《伤寒论·辨太阳病脉证并治》第97条)

4. 伤寒四五日，身热，恶风，颈项强，胁下满，手足温而渴者，小柴胡汤主之。(《伤寒论·辨太阳病脉证并治》第99条)

5. 伤寒，阳脉涩，阴脉弦，法当腹中急痛，先与小建中汤；不差者，小柴胡汤主之。(《伤寒论·辨太阳病脉证并治》第100条)

6. 伤寒中风，有柴胡证，但见一证便是，不必悉具。凡柴胡汤病证而下之，若柴胡证不罢者，复与柴胡汤，必蒸蒸而振，却复发热汗出而解。(《伤寒论·辨太阳病脉证并治》第101条)

7. 太阳病，过经十余日，反二三下之，后四五日，柴胡证仍在者，先与小柴胡汤；呕不止，心下急，郁郁微烦者，为未解也，与大柴胡汤，下之则愈。(《伤寒论·辨太阳病脉证并治》第103条)

8. 伤寒十三日不解，胸胁满而呕，日晡所发潮热，已而微利。此本柴胡证，下之以不得利，今反利者，知医以丸药下之，非其治也。潮热者，实也。先宜服小柴胡汤以解外，后以柴胡加芒硝汤主之。(《伤寒论·辨太阳病脉证并治》第104条)

9. 妇人中风，七八日续得寒热，发作有时，经水适断者，此为热入血室。其血必结，故使如疟状，发作有时，小柴胡汤主之。(《伤寒论·辨太阳病脉证并治》第144条)

10. 伤寒五六日，头汗出，微恶寒，手足冷，心下满，口不欲食，大便硬，脉细者，此为阳微结，必有表，复有里也。脉沉，亦在里也。汗出，为阳微。假令纯阴结，不得复有外证，悉入在里，此为半在里半在外也；脉虽沉紧，不得为少阴病。所以然者，阴不得有汗，今头汗出，故知非少阴也，可与小柴胡汤。设不了了者，得屎而解。(《伤寒论·辨太阳病脉证并治》第148条)

11. 伤寒五六日，呕而发热者，柴胡汤证具，而以他药下之，柴胡证仍在者，复与柴胡汤。此虽已下之，不为逆，必蒸蒸而振，却发热汗出而解。

若心下满而硬痛者，此为结胸也，大陷胸汤主之；但满而不痛者，此为痞，柴胡不中与之，宜半夏泻心汤。(《伤寒论·辨太阳病脉证并治》第 149 条)

12. 阳明病，发潮热，大便溏，小便自可，胸胁满不去者，与小柴胡汤。(《伤寒论·辨阳明病脉证并治》第 229 条)

13. 阳明病，胁下硬满，不大便而呕，舌上白苔者，可与小柴胡汤。上焦得通，津液得下，胃气因和，身濈然汗出而解。(《伤寒论·辨阳明病脉证并治》第 230 条)

14. 阳明中风，脉弦浮大而短气，腹都满，胁下及心痛，久按之气不通，鼻干，不得汗，嗜卧，一身及目悉黄，小便难，有潮热，时时哕，耳前后肿，刺之小差，外不解。病过十日，脉续浮者，与小柴胡汤。(《伤寒论·辨阳明病脉证并治》第 231 条)

15. 本太阳病不解，转入少阳者，胁下硬满，干呕不能食，往来寒热，尚未吐下，脉沉紧者，与小柴胡汤。(《伤寒论·辨少阳病脉证并治》第 266 条)

16. 呕而发热者，小柴胡汤主之。(《伤寒论·辨厥阴病脉证并治》第 379 条)

17. 伤寒差以后，更发热，小柴胡汤主之。脉浮者，以汗解之；脉沉实者，以下解之。(《伤寒论·辨阴阳易差后劳复病脉证并治》第 394 条)

18. 诸黄，腹痛而呕者，宜柴胡汤。必小柴胡汤，方见呕吐中。(《金匮要略·黄疸病脉证并治》第 21 条)

19. 呕而发热者，小柴胡汤主之。(《金匮要略·呕吐哕下利病脉证治》第 15 条)

20. 产妇郁冒，其脉微弱，不能食，大便反坚，但头汗出。所以然者，血虚而厥，厥而必冒。冒家欲解，必大汗出。以血虚下厥，孤阳上出，故头汗出。所以产妇喜汗出者，亡阴血虚，阳气独盛，故当汗出，阴阳乃复。大便坚，呕不能食，小柴胡汤主之。(《金匮要略·妇人产后病脉证治》第 2 条)

21. 妇人中风，七八日续来寒热，发作有时，经水适断，此为热入血室。其血必结，故使如疟状，发作有时，小柴胡汤主之。(《金匮要略·妇人杂病脉证并治》第 1 条)

[组成] 柴胡半斤　黄芩三两　人参三两　半夏半升(洗)　甘草(炙) 生姜(切)各三两　大枣十二枚(擘)

[**用法**] 上七味，以水一斗二升，煮取六升，去滓，再煎取三升，温服一升，日三服。

【解析发挥】

　　小柴胡汤是临床应用广泛的方剂之一。《伤寒论》以大量的条文论述了小柴胡汤的方证、加减法、类证及类方，后世也从临床应用及药理实验的角度对小柴胡汤作了许多探讨。小柴胡汤能治疗感冒，但不能说小柴胡汤就是治感冒神药，而且小柴胡汤也不仅仅治疗感冒。《伤寒论》里还有以小柴胡汤治疗妇人"热入血室"的条文。因此，临床是否应用小柴胡汤，不是以感冒等病名为依据，而是取决于有无小柴胡汤证。

　　《伤寒论》中论述小柴胡汤所治的病症比较多，综合上述原文可知，《伤寒论》制定的小柴胡汤证有以下三大主症：①胸胁苦满，或胁下硬满，或胁下痞满；②往来寒热；③呕吐、不欲食或不能食。小柴胡汤证三大主证中胸胁苦满是以少阳（或厥阴）经证为主，呕吐、不欲食或不能食是以少阳腑（或厥阴脏）证为主，而往来寒热则是以少阳表证为主。

　　小柴胡汤方中药仅七味，但配伍十分精妙，主要有三：一是柴胡与黄芩的配伍，二是半夏与人参的搭档，三是柴胡、黄芩与人参、大枣、炙甘草、半夏的合用。柴胡与黄芩一走少阳之表一入少阳之里，两者并用，正和解少阳本经诸症；半夏为阳明之药而人参是太阴之品，二者并用，能使脾升胃降，是谓调和脾胃；柴、芩与参、枣、草、夏并用，前者入少阳治（肝）胆后者入太阴、阳明治脾胃，针对（肝）胆气逆横犯脾胃之证，最为合拍。

【病案举例】

1. 小柴胡汤治疗妊娠胆囊炎案

　　王某，女，32岁，2014年6月12日初诊。

　　主诉：妊娠4个月，腹痛1天。

　　患者已孕4个月，1天前因连日吃食油腻引发上腹部阵发性绞痛伴下腹胀。就诊时上腹部胸骨柄下隐痛，脐下腹胀，时有嗳气，无背部放射性疼痛，口干苦，食欲减、不思食，大便正常。舌质红，苔薄白，脉滑有力。既往胆结石病史，墨菲征阴性，彩超检查提示胆囊壁毛糙，胆囊内可见一7mm×5mm大小高回声区。治以小柴胡汤加味：柴胡15g、黄芩9g、姜半夏 9g、党参 9g、生姜 6g、大枣 6g、甘草 6g、枳壳 9g、白芍 15g、鸡内金 9g、郁金 12g。4 剂,中药配方颗粒剂,开水冲服。

2014 年 6 月 16 日二诊:药进 2 剂,腹痛腹胀则止,仍觉口干苦,舌质略红,苔薄白,脉滑,仍守小柴胡汤加味:柴胡 12g、黄芩 9g、姜半夏 9g、党参 9g、生姜 6g、大枣 6g、甘草 6g、当归 6g、白芍 12g、川芎 6g、郁金 12g。5 剂,中药配方颗粒剂,开水冲服。

按语:《伤寒论》第 266 条所述"本太阳病不解,转入少阳者,胁下硬满,干呕不能食,往来寒热"之症,与本案胆囊炎病症十分相似,上腹部胸骨柄下即胁下,为少阳胆经循行之所,隐痛跟硬满一样均是不适感,嗳气可理解为干呕之轻症,而恰好本案也有不思食的表现。少阳相火如日初出,不亢不烈,温煦长养,一旦发病,易化火,火热循经上冲口舌则口苦,火热伤津则口干,火热涌动气血则舌红。因此,以小柴胡汤疏泄肝胆甚是对症,再加枳壳行气除下腹胀满;白芍缓急止痛;郁金、鸡内金利湿化瘀排石,起到了和少阳、调肝胆、泄热止痛的作用。

2. 小柴胡汤治疗经行往来寒热案

王某,女,38 岁,2013 年 7 月 6 日初诊。

主诉:反复经前 3～4 天自觉寒热往来 2 年。

患者近 2 年来每于经前 3～4 天自觉寒热往来,多穿一件衣服觉热,少穿一件又觉冷,伴胸骨后痞闷不适、头晕沉重、口苦眠差,上述症状持续多日至月经干净后 3～4 天才完全消除。自发病以来,一直以为是感冒,服感冒灵等药治疗当时有小效,但下个月经周期又反复发作。平素月经规则,3～4 天 /26～28 天,末次月经 6 月 15 日。因就诊时正值经前 7 天左右,还未出现上述经前症状,但应未雨绸缪。以小柴胡汤原方和解少阳:柴胡 12g、黄芩 9g、姜半夏 9g、党参 9g、生姜 6g、大枣 6g、甘草 6g。7 剂,中药配方颗粒剂,开水冲服。

2013 年 8 月 3 日二诊:末次月经 7 月 12 日,经期前后未出现往来寒热等现象。现又时值经前,继以小柴胡汤原方巩固。

患者 1 年后因他病求诊时反馈,服药后往来寒热再未发作。

按语:根据临床观察,往来寒热的表现除非疟疾,否则并不是自觉明显地忽冷忽热或是一阵冷一阵热,而是一种感觉失常。详询往来寒热的患者,常有"多穿一件衣服觉热而少穿一件衣服觉冷,多穿觉燥热欲脱衣,脱衣又马上伤风着凉"的特征。往来寒热是少阳表证,是因外邪盘踞少阳,正邪交争所致。本案王氏每于经前所发,是因经前气血下陷,正气亏虚,无力抵抗盘踞之外邪,故经期前后反复发作。小柴胡汤既透少阳之邪外出,又健脾补气匡扶正气,故能立竿见影。

3. 小柴胡汤合半夏厚朴汤加味治疗妊娠外感案

陈某,女,31岁,2013年3月13日初诊。

主诉:妊娠63天,发热、咳嗽2天。

患者妊娠63天,2天前不慎吹风后喷嚏、咳嗽、低热。就诊时体温37.5℃,恶心欲呕,偶有烧心,咽痒咽干,咽喉不利,自觉有物梗阻。大便偏干,小便次数多。舌尖稍红,苔薄白,脉细滑。治以小柴胡汤合半夏厚朴汤加味:柴胡15g、黄芩9g、姜半夏9g、党参9g、生姜6g、大枣6g、甘草6g、姜厚朴9g、茯苓12g、紫苏叶9g、荆芥9g、防风9g。4剂,中药配方颗粒剂,开水冲服。

2013年3月18日二诊:药进1剂,热退。现咽痒若失,仍轻咳,时有恶心欲吐,舌脉同前,上方去荆芥、防风,续进4剂。

按语:《伤寒论》第379条说:"呕而发热者,小柴胡汤主之。"本案陈氏妊娠早期,恶阻又兼外感,出现了"呕而发热"的症状,以小柴胡汤投之,方为对症。但又有咽痒咽干、咽喉不利、自觉有物梗阻,此即梅核气表现,故再合半夏厚朴汤以开宣肺气。考咽痒又为邪风侵扰,特加荆芥、防风以祛风止痒。

(二)柴胡桂枝汤

【经典文献】

[条文]

1. 伤寒六七日,发热,微恶寒,支节烦疼,微呕,心下支结,外证未去者,柴胡桂枝汤主之。(《伤寒论·辨太阳病脉证并治》第146条)

2. 发汗多,亡阳谵语者,不可下,与柴胡桂枝汤,和其荣卫,以通津液,后自愈。(《伤寒论·辨发汗后病脉证并治》)

3.《外台》柴胡桂枝汤方。治心腹卒中痛者。(《金匮要略·腹满寒疝

宿食病脉证治》附方）

[组成] 桂枝一两半（去皮） 黄芩一两半 人参一两半 甘草一两（炙） 半夏二合半（洗） 芍药一两半 大枣六枚（擘） 生姜一两半（切） 柴胡四两

[用法] 上九味，以水七升，煮取三升，去滓，温服一升。本云：人参汤，作如桂枝法，加半夏、柴胡、黄芩；复如柴胡法，今用人参作半剂。

【解析发挥】

　　柴胡桂枝汤是取小柴胡汤、桂枝汤之半而成，以药测证，本方是治太阳少阳合病之"发热，微恶寒，支节烦疼，微呕，心下支结"。其中发热、微恶寒、肢节烦疼是太阳病桂枝汤证之发热恶风、关节痛和烦躁；微呕、心下支结则可理解为少阳病小柴胡汤证之胸胁苦满和心烦喜呕。柴胡桂枝汤证中最主要是要把握"支节烦疼"和"心下支结"两大病症。"支节烦疼"的着眼点应在"烦疼"二字上，"疼"是因少阳经气不疏、不通则痛，"烦"是少阳经气郁而化火、火热扰心。柴胡桂枝汤证病位在太阳少阳二经，疼痛部位也不离太阳少阳二经，因此，柴胡桂枝汤证的肢节烦疼也是太阳少阳二经循行所过的肢节出现烦疼。女子乳房胀痛、少腹疼痛、腰背疼痛常发于人身之侧、背，这恰恰也是少阳、太阳经循行之地，因此乳房胀痛、少腹疼痛、腰背疼痛可理解为柴胡桂枝汤证"支节烦疼"在躯干的反应。"心下支结"是少阳胆气犯胃、胃气不降甚至反逆的表现。因此，柴胡桂枝汤虽为"轻剂和解"（柯韵伯），但凭借着既调和太阳之营卫又和解少阳之寒热、既疏泄肝气又和降胃气之奇效，是临床应对诸多病症如妊娠身痛、产后腹痛、术后关节痛、经前乳房胀痛等属表里不和、肝（胆）脾（胃）不和的不可多得之良方。

【病案举例】

1. 柴胡桂枝汤治疗产后身痛案

李某，女，25岁，2014年9月14日初诊。

主诉：产后右侧手足酸痛15天。

　　患者剖宫产后23天，时值处暑，"秋老虎"横行，吹空调后自觉右侧手足酸痛15天。初发疼痛尚能忍受，后疼痛持续进展以至不能手抱襁褓幼儿也不能屈膝下蹲。就诊时蹒跚步行，自诉手足疼痛均位于外侧手少阳经及足少阳经循行处。混合喂养,乳汁偏少,小儿每日需加1～2顿奶粉。产褥汗不明显,只在进食后出现。恶露未完全干净。腰略酸,饮食好,二便调,睡眠可。舌质淡红,苔薄白,脉略滑。治以柴胡桂枝汤调气和血止痛:柴胡12g、黄芩9g、姜半夏9g、党参9g、生姜6g、大枣6g、甘草6g、桂枝9g、炒白芍9g、路路通15g。5剂,中药配方颗粒剂型,开水冲服。

2014年9月20日二诊:恶露已净,手足酸痛明显减轻,舌脉同上,守上方再进5剂。

2014年11月4日因小儿便秘求诊时知药尽痛止。

按语:《灵枢·邪气脏腑病形》说邪"中人也方乘虚时,及新用力,若饮食汗出腠理开,而中于邪"。本案李氏剖宫新产后,产褥汗出,腠理开泄,空调冷(邪)气自可乘虚而入,盘踞太阳少阳之经,引发手足酸痛。以柴胡桂枝汤和解少阳、通达表里,再加党参益气、路路通通络,共能和气血、止疼痛。

2. 柴胡桂枝汤治疗经前乳房胀痛案

王某,女,30岁,2014年6月27日初诊。

主诉:反复经前乳房胀痛5年。

患者15岁初潮,周期30～40天,经期6～7天,经量一般,经色鲜红。5年前开始每于经前7～10天乳房开始胀痛、胸口满闷,且行经小腹胀满,腰部酸楚。末次月经6月1日,现乳房胀痛,时轻时重,痛甚时不可触碰,跑、跳等运动后胸口觉堵,带下不多,色偏黄,纳平、寐安、便结。舌质略红,苔薄白,脉细弦。彩超检查提示:两侧乳房符合乳腺增生图像。治以柴胡桂枝汤合栝蒌牡蛎散化裁:柴胡15g、黄芩9g、姜半夏9g、党参9g、生姜6g、大枣6g、甘草6g、桂枝9g、炒白芍9g、天花粉9g、牡蛎30g、预知子9g。7剂,中药配方颗粒剂型,开水冲服。

2014年7月20日二诊:末次月经7月5日,7天干净,经后乳房胀痛除。舌脉同前,再守上方7剂疏气和血、散结止痛。

2014年7月28日三诊:又值经前,乳房胀痛比较上月明显减轻,带下颜色淡黄。舌质淡红,苔薄,细弦。守前方加路路通15g。7剂,中药配方颗粒剂型,开水冲服。

后以此方继服2个月经周期,经前未再出现乳房胀痛。

按语:薛己在《校注妇人良方》中以小柴胡汤清疏肝火治疗女科病症

其效如汤沃雪。从脏腑辨证角度来讲,中医认为女子乳头属肝,乳房属胃,乳房病症往往由肝胃不和引起,调和肝胃是其治疗大法。本案王氏经前乳房胀痛伴有胸中满闷,亦是肝胃不和所致,且带下色黄、大便干结、舌质略红提示还有内热,以柴胡桂枝汤调肝泄火应是对证。根据彩超检查的提示,加栝蒌牡蛎散以软坚散结、预知子增强疏肝行气的作用,故能取得良好的效果。

(三)柴胡加龙骨牡蛎汤

【经典文献】

[条文]伤寒八九日,下之,胸满烦惊,小便不利,谵语,一身尽重,不可转侧者,柴胡加龙骨牡蛎汤主之。(《伤寒论·辨太阳病脉证并治》第107条)

[组成]柴胡四两　龙骨　黄芩　生姜(切)　铅丹　人参　桂枝(去皮)茯苓各一两半　半夏二合半(洗)　大黄二两　牡蛎一两半(熬)　大枣六枚(擘)

[用法]上十二味,以水八升,煮取四升,内大黄,切如棋子,更煮一两沸,去滓,温服一升。本云:柴胡汤,今加龙骨等。

【解析发挥】

柴胡加龙骨牡蛎汤由小柴胡汤去甘草,加龙骨、牡蛎、铅丹、茯苓、桂枝、大黄而成,其中龙骨、牡蛎、铅丹重镇安神,茯苓宁心安神,桂枝、大黄一热一寒、一上一下活血祛瘀,临床用治"胸满烦惊""小便不利""谵语""一身尽重,不可转侧"的病症。"胸满"即胸胁苦满,"烦惊"是指精神不安、不眠、胸胁动悸,"谵语"可看作语言思维障碍,"一身尽重,不可转侧"可以是肌肉酸重或动作迟缓的木僵状态。因此,本方常常用治行为、意识、注意、记忆、睡眠等精神方面的障碍,以及癫痫、震颤、头痛、耳鸣、肌紧张等神经系统的病变。

铅丹(Pb_3O_4)中含有铅的成分,会对机体的血液系统、神经系统产生严重的损害,目前已经很少作为药物使用,因此,柴胡加龙骨牡蛎汤中常弃铅丹不用。

如果将柴胡加龙骨牡蛎汤重新解读，以小柴胡汤加少量桂枝疏调肝气，龙骨、牡蛎收敛固涩，茯苓健脾，大黄泻热活血，即共奏疏肝清热、益气收敛之效。若是再去龙骨、牡蛎，便成为一张调肝泄热、导滞行经的方剂了。

【病案举例】

1. 柴胡加龙骨牡蛎汤治疗绝经前后诸证案

程某，女，52 岁，2013 年 5 月 27 日初诊。

主诉：月经停闭 6 个月，伴面部潮热、下半身觉冷 2 个月余。

患者月经已停闭 6 个月，近 2 个多月来面部潮热，上半身时而烘热汗出，昼夜无休，下半身觉冷，晚上需穿袜子睡觉。入睡困难，辗转反侧，甚则彻夜不得眠。心烦，口干苦，晨起乏力、头懵，小便不多色黄，大便偏干，2～3 日一行。舌质紫暗，苔腻略黄，脉细数。生育史：孕 3 产 2 人工流产 1，双侧输卵管已结扎。彩超检查提示子宫内膜 4mm。治以疏肝泄热、重镇安神，方用柴胡加龙骨牡蛎汤化裁：柴胡 15g、黄芩 9g、法半夏 15g、党参 9g、桂枝 6g、茯神 12g、酒大黄 6g、龙骨 15g、牡蛎 30g、延胡索 15g、白薇 9g、生姜（自备）3 片、大枣（自备）3 枚、高粱（自备）30g。7 剂，水煎服。

2013 年 6 月 4 日二诊：进药 3 剂睡眠开始好转，昨夜安睡 4 小时。自觉心情舒畅，晚上睡好了，白天也有精神。仍时有烘热汗出，下肢脚冷，大便转软，日解 1 次。舌脉如上，守方略做调整：柴胡 15g、黄芩 9g、法半夏 9g、党参 9g、桂枝 6g、茯神 12g、酒大黄 6g、龙骨 15g、牡蛎 30g、延胡索 15g、白薇 9g、淡附片（先煎）6g、白芍 9g、生姜（自备）3 片、大枣（自备）3 枚、高粱（自备）30g。7 剂，水煎服。

2013 年 6 月 12 日三诊：烘热汗出、面部潮热减轻，每夜能安睡 5～6 小时，睡觉亦不需穿袜。舌脉同前，守二诊方再进 7 剂。

2013 年 10 月 10 日四诊：服三诊药后烘热、汗出消失，睡眠好。近 1 周来因家庭琐事又出现睡眠困难，未有烘热汗出，以 5 月 27 日方去白薇，7 剂。

按语：本案程氏年过七七，天癸已竭，阴阳失衡，出现典型的上热下寒症状——上半身烘热、下半身冰冷。郁热影响卫气不能入阴，心神被扰，于是出现了烦惊、难以入睡的症状。首诊以柴胡加龙骨牡蛎汤泄热调神,再加白薇退虚热,延胡索活血止痛而能安神,高粱即秫米,合半夏成半夏秫米汤加强安神作用。二诊再加淡附片、白芍是合原方中白薇、龙骨、牡蛎、生姜、大枣成二加龙骨牡蛎汤,二加龙骨牡蛎汤功在清散上焦、温补下焦,柴胡加龙骨牡蛎汤合二加龙骨牡蛎汤旨在寒热互用,导火下行,调神与止汗并举。

2. 柴胡加龙骨牡蛎汤治疗月经后期案

邹某,女,35 岁,2014 年 7 月 12 日初诊。

主诉:月经停闭 74 天。

患者 4 月 28 日行药物流产加清宫术并放置宫内节育器"爱母环",恶露 5 天干净。术后至今已 74 天经水未转,两侧乳房胀痛,小腹坠胀,心烦,晨起口干苦。舌质红,苔薄白,脉细弦滑。彩超检查提示子宫内膜 12mm。既往月经周期规律,5～6 天 /28～35 天,经量中等,经色红,少血块。生育史:孕 3 产 2 人工流产 1。治以疏肝活血通经,方用柴胡加龙骨牡蛎汤化裁:柴胡 15g、黄芩 9g、法半夏 9g、党参 9g、生姜 6g、大枣 6g、桂枝 9g、茯苓 12g、酒大黄 6g、天花粉 12g、牡蛎 15g、川牛膝 15g。7 剂,中药配方颗粒剂型,开水冲服。

2014 年 7 月 25 日二诊:月经于 7 月 16 日来潮,量多,色红,血块多,腰酸,6 天干净。现心烦除,无腰酸,晨起时有口干苦,舌质略红,苔薄白,脉细弦,投以丹栀逍遥散合一贯煎化裁:柴胡 12g、当归 9g、白芍 9g、白术 12g、茯苓 9g、牡丹皮 9g、栀子 9g、北沙参 15g、麦冬 15g、地黄 15g、枸杞子 12g、甘草 6g。7 剂,中药配方颗粒剂型,开水冲服。

按语:本案邹氏经历药物流产加清宫并放置"爱母环"多个序贯手术,阴血暗耗,虚热自生,郁热瘀滞冲任,以至于子宫内膜厚度虽已达 12mm 而仍未下血。乳房胀痛是郁热阻滞少阳胆经、厥阴肝经,经气不通则痛的表现。用柴胡加龙骨牡蛎汤去龙骨、铅丹,加天花粉合牡蛎成栝蒌牡蛎散,取生津止渴、引热下行之意,加牛膝引血下行,诸药并用能疏肝泄热、活血通经,故药进 3 剂经水即下。二诊时值月经后期,阴血不足,郁热未尽,以丹栀逍遥散疏肝调脾泄热,一贯煎滋阴养血,标本共治,期能获效。

（四）四逆散

【经典文献】

[条文] 少阴病,四逆,其人或咳,或悸,或小便不利,或腹中痛,或泄利下重者,四逆散主之。(《伤寒论·辨少阴病脉证并治》第318条)

[组成] 甘草(炙) 枳实(破,水渍,炙干) 柴胡 芍药

[用法] 上四味,各十分,捣筛。白饮和,服方寸匕,日三服。咳者,加五味子、干姜各五分,并主下利;悸者,加桂枝五分;小便不利者,加茯苓五分;腹中痛者,加附子一枚,炮令坼;泄利下重者,先以水五升,煮薤白三升,煮取三升,去滓,以散三方寸匕,内汤中,煮取一升半。分温再服。

【解析发挥】

清代伤寒名家张令韶在《伤寒论直解》一书中曾说:"凡少阴四逆,俱属阳气虚寒,然亦有阳气内郁,不得外达而四逆者,又宜四逆散主之。"此说强调了四逆散主治的四逆,即四肢末端的厥冷,是因阳气郁结在里不得发散所致。四逆散证中主治四肢厥冷的同时,还有很多或然证,如"咳""悸""小便不利""腹中痛""泄利下重"等,而"痛"是最关键的指征,并且疼痛性质多为胀痛,这是因为气滞不通,不通则痛、不通则满,况且本方含有芍药和甘草,两药合用即是解痉止痛的名方——芍药甘草汤。疼痛的部位多偏于胸胁或两少腹部,这是因为四逆散以柴胡入少阳(或厥阴)经为引,少阳(或厥阴)经循行人身之胸胁及少腹。

四逆散自问世以来即成为调气开郁方剂之始祖。大凡气机郁滞之症,均可以此为基础方进行加味或合方治疗。妇科病症多瘀血多湿阻,然气为血帅,气行则血行,气滞则血瘀,又湿邪最易阻遏气机,所以四逆散在妇科中运用的概率甚高。

【病案举例】

1. 四逆散合方治疗慢性盆腔炎案

袁某,女,37岁,2013年8月18日初诊。

主诉:下腹坠胀隐痛伴腰酸10个月。

患者既往月经规律,自2011年5月放置宫内节育环后,月经经期延长,12～15天方净,半年后取环,月经仍需9～10天干净。2012年3月突发急性盆腔炎,经静脉滴注抗生素等治疗后痊愈。近1年多来经常出现持续性下腹坠胀隐痛伴腰酸,经前加重、经后缓解。外院诊为慢性盆腔炎,服过妇科千金片、杏香兔耳风胶囊等药颇有小效,停药则又反复。现下月经常提前1周来潮,经量一般,经色偏暗,9～10天干净,末次月经7月28日,小腹胀满隐痛已有3天,腰酸,口苦,带下偏多,色黄,有异味,大便偏干,3天未解。舌质略红,苔薄白,脉细弦。生育史:孕3产3。妇科检查:宫颈糜烂Ⅲ度,左附件压痛。彩超检查提示直肠子宫陷凹21mm×18mm暗性液区。急以行气通腑、清利湿热之法治之,方用四逆散合薏苡附子败酱散、赤小豆当归散加味:柴胡9g、枳实9g、白芍30g、甘草9g、薏苡仁30g、淡附片9g、败酱草30g、赤小豆30g、当归9g、大血藤15g、黄芪15g、桑寄生15g。7剂,中药配方颗粒剂,开水冲服。

2013年8月25日二诊:昨日月经来潮,经色转红,经量稍多,夹血块,腹痛、腰酸好转,大便通畅,舌脉同前,守方稍做调整:柴胡9g、枳实9g、白芍15g、甘草9g、薏苡仁30g、淡附片9g、败酱草15g、赤小豆15g、当归9g、大血藤15g、黄芪15g、桑寄生15g。7剂,中药配方颗粒剂,开水冲服。

2013年9月5日三诊:此次月经8天即净,小腹不痛但坠胀,偶有腰酸,舌质淡红,苔薄白,脉细弱,原方再调整:柴胡9g、枳壳12g、白芍15g、甘草6g、薏苡仁30g、淡附片9g、败酱草15g、赤小豆15g、当归9g、大血藤15g、黄芪15g、桑寄生15g。7剂,中药配方颗粒剂,开水冲服。

后以此方略作变化前后治疗3个月共计67剂,2014年10月8日因他病就诊时反馈小腹未再痛过,偶有经前小腹胀满。

按语:慢性盆腔炎往往湿热为患,湿邪最易阻遏气机,湿性黏滞,所以由慢性盆腔炎引起的腹痛多胀满、多缠绵难愈。本案袁氏持续性下腹坠胀隐痛伴腰酸、带下量多色黄有异味、大便偏干,均为湿热壅遏、气机阻滞之证。以四逆散宣通气机,薏苡附子败酱散化湿排脓,赤小豆当归散清热利湿,再加大血藤清热通络、黄芪益气托毒、桑寄生补肾祛湿,诸方药合用共获调气血、祛湿热、止疼痛的作用,故能效如桴鼓。

2. 四逆散合方治疗妊娠小便淋痛案

施某,女,30岁,2014年7月11日初诊。

主诉:反复尿频、尿急、尿少近1个月,再发2天。

患者妊娠6个月,反复尿频、尿急、尿少近1个月。患者妊娠5个月时突发尿频尿急尿痛,诊为尿路感染,以抗生素治疗临床症状痊愈,后反复出现尿频尿急尿少,时好时坏,每次尿液常规检查未发现异常,用车前草煎水内服也毫无寸功。现又尿频尿急2天,口干苦喜饮,自觉身热,汗多,心烦,胸闷,带下量多色微黄,有异味,大便偏干,舌质略红,苔略白腻,脉滑略数。生育史:孕3产1人工流产1。治以调气血、清湿热,拟四逆散合当归贝母苦参丸、导赤散加味:柴胡9g、枳壳9g、白芍15g、当归9g、浙贝母12g、苦参6g、淡竹叶15g、木通6g、地黄15g、甘草9g、连翘15g。5剂,中药配方颗粒剂,开水冲服。

2014年7月16日二诊:药进3剂即尿频尿急消失,入室必吹冷气,否则身热心烦难以定心,舌脉同前,守方再进7剂。

按语:小便淋沥涩痛本是膀胱之病,初发之时可用寒凉之品以清热泻火,但也应顾护足太阳膀胱经之阳气,并以利湿之法祛其湿,方可使湿热共除。由于过用抗生素苦寒之品,且以葡萄糖盐水助用留湿为患,虽当时有效,但苦寒伤阳、甘寒助湿,湿热未尽,影响膀胱致其气化失常,故小便淋沥涩痛反复发作。以四逆散调理气机,当归贝母苦参丸清热除湿,导赤散清心利尿,再加连翘通利五淋,共能调气血、除湿热、止淋痛。

3. 四逆散合方治疗妊娠输尿管结石案

吴某,女,28岁,2014年5月28日初诊。

主诉:妊娠期突发左下腹剧烈疼痛近12小时。

患者妊娠18周+2天,昨晚散步后突发左下腹剧烈疼痛,辗转反侧一夜,难以忍受,至凌晨4时后才稍有缓解。急查彩超:左肾下极见一直径8mm大小强光团,后伴声影;左侧输尿管上段扩张,内径7mm,下段膀胱入口处可见一直径6mm大小强光团,后伴声影。提示:左肾结石,左侧输尿管结石伴左侧肾盂及输尿管积水。尿常规检查:红细胞(++)。左下腹仍痛,四肢不温,大便2日未解,舌质淡红,苔略白腻,脉滑。投四逆散合蒲灰散、大黄附子汤加味:柴胡9g、枳壳9g、白芍30g、蒲黄30g、滑石30g、酒大黄6g、附片6g、细辛3g、海金沙15g、葱白9g、甘草6g。4剂,中药配方颗粒剂,开水冲服。

2014年6月1日二诊:服药2剂,突感尿道撕裂样疼痛,立即小解,排出米粒大结石一枚。现腹痛完全消失,彩超复查提示左肾结石、左侧输尿管积水征象消失。效不更方,守方续进7剂。

按语:妊娠期间,由于体内内分泌的变化、代谢的加快,容易造成肾盂、输尿管的正常排尿功能异常,使尿流积滞、变缓,从而导致肾结石的发生。结石起因无非湿与热,以四逆散调气行滞,蒲灰散化瘀利窍泄热,大黄附子汤温阳散寒止痛,再加海金沙排石、葱白通阳,故能在寥寥数剂间起到调气血、清湿热、利窍道的作用。

(五)逍遥散

【经典文献】

[条文] 治血虚劳倦,五心烦热,肢体疼痛,头目昏重,心忡颊赤,口燥咽干,发热盗汗,减食嗜卧,及血热相搏,月水不调,脐腹胀痛,寒热如疟。又疗室女血弱阴虚,荣卫不和,痰嗽潮热,肌体羸瘦,渐成骨蒸。(《太平惠民和剂局方·治妇人诸疾》)

[组成] 甘草(微炙赤)半两 当归(去苗,锉,微炒) 茯苓(去皮,白者) 芍药(白) 白术 柴胡(去苗)各一两

[用法] 上为粗末。每服二钱,水一大盏,烧生姜一块切破,薄荷少许,同煎至七分,去渣热服,不拘时候。

【解析发挥】

若将四逆散去枳实,加当归、白术、茯苓、薄荷,便成了妇科名方——逍遥散。逍遥散的"逍遥",是逍遥自在的意思,但凡情趣寡淡、易怒生疑、胸胁苦满之人服用逍遥散后,能心旷神怡、心情开朗。女子常因月经过多、妇科手术等各种原因而致阴血暗耗,或生化之源不足,藏血之脏肝体失于濡养,即可使肝气横逆而发胁痛寒热、头晕眼花、月经失调、不寐心烦等症。逍遥散是为血弱、脾虚、肝郁所设,以当归、芍药补血,白术、茯苓、甘草健脾,柴胡、薄荷疏肝为效。本方亦可看成是当归芍药散的变方,由

当归芍药散的三个血药(当归、芍药、川芎)、三个水药(白术、茯苓、泽泻)各去一个血药(川芎)和一个水药(泽泻)再加柴胡、薄荷所得。由药测证,当归芍药散本是主治血虚水盛的方剂,逍遥散去泽泻说明逍遥散证水湿不盛,以柴胡、薄荷易川芎是引药上行入少阳,所主治的是当归芍药散证与四逆散证的结合证。

逍遥散加牡丹皮、栀子即丹栀逍遥散,加生地即黑逍遥散,前者偏泄热,后者偏养血,临床应据证调整药物加味。鉴于薄荷易发汗,且有效成分薄荷油易挥发,临证常以生麦芽代薄荷。《本草求原》说:"凡麦、谷、大豆浸之发芽,皆得生升之气,达肝以制化脾土,故能消导。凡怫郁致成膨膈等症,(麦芽)用之甚妙,人知其消谷而不知其疏肝也。"生麦芽健脾疏肝,代之甚妙。

【病案举例】

1. 逍遥散治疗经前期综合征案

高某,女,30岁,2013年10月14日初诊。

主诉:反复经前情绪不宁2年余。

患者近2年来每次月经前10天左右情绪低落,心烦易怒,不悲自泣,少寐多梦,头晕脑涨,少腹胀满,乳房胀痛,至月经来潮时常伴腰背酸痛,眼睑、四肢微肿,性情急躁,甚至吵闹不休,不能自控。曾就诊于精神科,服艾司唑仑片有效,但考虑精神类药物有成瘾性,还是前来求助中医治疗。平素月经周期正常,5~6天/28~30天,经量中等,经色红,夹小血块,末次月经9月22日。现正值月经前期,表情抑郁,胸闷心烦,两乳胀痛,面部及眼睑微肿,食少寐差,二便正常。舌体胖边有齿痕,舌质微红,苔薄黄略腻,脉弦细数。治宜疏肝健脾,宁心安神,方用丹栀逍遥散合金铃子散、栀子豉汤加味:柴胡12g、当归12g、白芍15g、白术12g、茯苓15g、栀子9g、牡丹皮9g、川楝子6g、延胡索15g、丹参15g、生麦芽30g、合欢皮15g、甘草3g。7剂,中药配方颗粒剂,开水冲服。

2013年10月30日二诊:末次月经10月21日,6天干净。药后烦躁等症均较前明显减轻,行经期腰有酸胀感。眠差多梦,食少,便平,舌胖微红,苔薄腻,脉弦细。改黑逍遥散加味:柴胡12g、当归12g、白芍15g、白术12g、茯苓15g、地黄15g、菟丝子15g、桑寄生15g、党参15g、延胡索9g、生麦芽15g、合欢皮15g、甘草3g。7剂,中药配方颗粒剂,开水冲服。

此后,于经前7～10天服丹栀逍遥散加味7剂,经后7～10天服黑逍遥散加味7剂,持续4个月经周期后,焦虑抑郁等病症基本消失。

按语: 经前期综合征属中医"月经前后诸证"范畴,致病与体质禀赋和妇女月经期前后气血的盈亏有关,以性格急躁及内向抑郁的妇女多发。女子月经前阴血下注冲任血海,肝血不足,肝失疏泄,不能调畅情志,故见抑郁不乐或急躁易怒等精神异常;不能条达气机,气逆上冲则头昏头痛,气机郁阻则胸闷腹胀;横犯脾土则脾失健运而面目浮肿;气郁化火,郁火上扰则心烦气躁,不能自制。治疗当以疏肝养血健脾为要,经前以丹栀逍遥散化裁,经后以黑逍遥散化裁,各有侧重,各司其职,坚持数月,能愈两年之疾。

2. 逍遥散治疗妊娠胁痛案

金某,女,23岁,2013年12月11日初诊。

主诉:妊娠伴右胁隐痛、纳差、乏力近1周。

患者妊娠16周+4天,近1周来右胁隐痛、纳差、乏力。患者于7年前体检时发现乙肝"大三阳",肝功能正常,无不适症状,未予治疗,此后定期监测肝功能均正常。妊娠后睡眠欠佳,厌食油腻,身倦乏力,近7天又增肝区隐痛。现右胁隐痛,按压不舒,神情倦怠,哈欠连天,食纳欠佳,大便稀黏不成形,日解1～2次,舌尖偏红,舌苔薄白,脉细滑。肝功能提示:谷丙转氨酶94U/L,谷草转氨酶46U/L,乙肝两对半提示乙肝表面抗原(HBsAg)(+)、乙肝e抗原(HBeAg)(+)、乙肝核心抗体(HBcAb)(+)。治宜疏肝养血、健脾解毒,方用逍遥散合理中汤化裁:柴胡15g、当归9g、炒白芍15g、炒白术15g、茯苓12g、生麦芽30g、党参15g、干姜9g、白花蛇舌草15g、丹参15g、五味子6g、甘草6g。7剂,水煎服。

2013年12月18日二诊:药后右胁痛显著减轻,精神转佳,食欲增加,舌尖略红,苔薄白,脉细滑。复查肝功能提示:谷丙转氨酶40U/L,谷草转氨酶29U/L。效不更方,守法以善其后。

按语: 本案金氏本是乙型肝炎病毒携带者,原无不适,后因妊娠后体内内分泌、代谢的变化影响,症情显现。《金匮要略》有云:"见肝之病,知肝传脾,当先实脾。"本案金氏在肝气郁结失于疏泄引起的右胁隐痛之外,表现有明显的脾失健运、气血化源不足之象,如精神疲惫、食纳欠佳、大便稀黏、脉细等。基于以上虚实夹杂的病机，设疏肝、养血、健脾、解毒之法，以逍遥散合理中汤分治厥阴太阴，再加白花蛇舌草、丹参清热凉血活血，诸药合用，攻补兼施，使肝气得疏，肝血得养，脾虚得运，湿热得清，瘀血得散，恢复肝的正常生理功能。

3. 逍遥散治疗妊娠腰痛案

吴某，女，36岁，2013年11月12日初诊。

主诉：妊娠8个月，伴腰痛1个月。

就诊时症见腰痛绵绵，腰重怕冷，久站久坐则腰痛更甚，平躺则舒，躺久又觉腰酸，以致每日坐卧难安。体形微胖，面色青黄，神情疲惫，头晕沉重，眉头紧锁，纳便正常，脚踝微肿。舌质胖大淡边有齿痕，舌苔白略厚，脉沉滑。治以疏肝健脾、温阳利水，方用逍遥散合肾着汤：柴胡12g、当归9g、炒白芍15g、生麦芽15g、炒白术30g、干姜18g、茯苓15g、甘草9g。5剂，中药配方颗粒剂，开水冲服。

2013年11月17日二诊：腰部重痛减轻，仍觉腰部怕冷，舌脉同前，守方加黑附片9g，再进7剂。

2013年11月27日三诊：腰重、腰痛、腰部怕冷明显减轻，舌体齿痕减少，脉象同前，守二诊方巩固7剂。

按语：虽说腰为肾之府，但临床所见腰痛并非全由肾虚所致。本案吴氏腰痛兼腰重、腰部怕冷是典型的水湿为患。考虑吴氏正处于妊娠期间，气血养胎，则周身经络失于气血濡养，血不利又为水，水湿凝滞，故腰部不荣则痛兼不通则痛。腰痛久之备受折磨，坐卧不安，心情受挫，肝气失疏，故眉头紧锁。逍遥散本为当归芍药散合四逆散之变方，既针对血虚水盛能补血活血利水，又针对气郁不疏能行气开郁，再合肾着汤温阳利水，故能奏效。

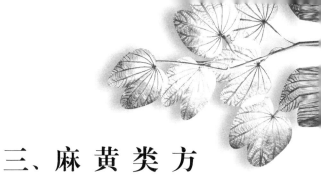

三、麻 黄 类 方

麻黄以麻黄科植物草麻黄、木贼麻黄的干燥草质茎入药,色黄绿,气辛、味苦,性温,主产于我国北方大部分地区。《神农本草经》言麻黄"主中风,伤寒头痛,温疟,发表出汗,去邪热气,止咳逆上气,除寒热,破癥坚积聚"。后世以"主中风,伤寒头痛,温疟,发表出汗,去邪热气,止咳逆上气,除寒热"而言麻黄乃肺经专药,常以麻黄主治外感肺病。其实麻黄也可用治内伤杂病,麻黄性质升散温通,药力向上向外,能"破癥坚积聚"。肺主皮毛、肺为水之上源、肺与大肠相表里,寒邪客肺不仅会引起肺失宣降而咳喘,还会造成皮肤瘙痒、水肿、小便不利、便秘等。所以以麻黄治杂病,本质就是疏通营卫、散邪通脉。妇科病症如闭经、痛经等,表面看基本病机有胞脉瘀阻,单纯活血甚至破血疗法无效时,则需追本溯源。参考《素问·评热病论》中所言:"月事不来者,胞脉闭也,胞脉者,属心而络于胞中,今气上迫肺,心气不得下通,故月事不来也。"心、肺之气不得下通而胞脉闭者,当然可以借用麻黄的提壶揭盖来通调经脉、畅行经水。所以张锡纯说:"谓其破癥瘕积聚者,以其能透出皮肤毛孔之外,又能探入积痰凝血之中,而消坚化瘀之药可偕之以奏效也。"

麻黄毕竟是辛散之品,故临床需要根据患者体质的强弱、病邪的轻重而调整麻黄剂量或炮制品:体质强壮者麻黄用量可大些,体质偏弱者麻黄用量宜小;也可酌情使用炙麻黄,以减少麻黄对人体耗气散气的不良反应。

（一）麻黄汤

【经典文献】

[条文]

1. 太阳病,头痛,发热,身疼,腰痛,骨节疼痛,恶风,无汗而喘者,麻黄汤主之。(《伤寒论·辨太阳病脉证并治》第35条)

2. 太阳与阳明合病,喘而胸满者,不可下,宜麻黄汤。(《伤寒论·辨太阳病脉证并治》第36条)

3. 太阳病,十日以去,脉浮细而嗜卧者,外已解也。设胸满胁痛者,与小柴胡汤;脉但浮者,与麻黄汤。(《伤寒论·辨太阳病脉证并治》第37条)

4. 太阳病,脉浮紧,无汗,发热,身疼痛,八九日不解,表证仍在,此当发其汗。服药已微除,其人发烦目瞑,剧者必衄,衄乃解。所以然者,阳气重故也。麻黄汤主之。(《伤寒论·辨太阳病脉证并治》第46条)

5. 脉浮者,病在表,可发汗,宜麻黄汤。(《伤寒论·辨太阳病脉证并治》第51条)

6. 脉浮而数者,可发汗,宜麻黄汤。(《伤寒论·辨太阳病脉证并治》第52条)

7. 伤寒脉浮紧,不发汗,因致衄者,麻黄汤主之。(《伤寒论·辨太阳病脉证并治》第55条)

8. 脉但浮,无余证者,与麻黄汤。若不尿,腹满加哕者,不治。(《伤寒论·辨阳明病脉证并治》第232条)

9. 阳明病,脉浮,无汗而喘者,发汗则愈,宜麻黄汤。(《伤寒论·辨阳明病脉证并治》第235条)

[组成] 麻黄三两(去节) 桂枝二两(去皮) 甘草一两(炙) 杏仁七十个(去皮尖)

[用法] 上四味,以水九升,先煮麻黄,减二升,去上沫,内诸药,煮取二升半,去滓,温服八合,覆取微似汗,不须啜粥,余如桂枝法将息。

【解析发挥】

麻黄汤是太阳伤寒的主方,后世以其发散风寒、宣肺平喘主治外感风寒表实证。麻黄汤以麻黄、杏仁专入肺经,两药一升一降,宣卫降肺,温通经脉,可催经、止痛,对闭经、痛经属营卫凝闭有效。但麻黄汤毕竟麻黄、桂枝同用,相比桂枝汤而言辛温发汗力强,所以临床运用需要注意配伍,避免药性峻猛戕伐正气。

【病案举例】

1. 麻黄汤治疗闭经案

王某,女,39岁,2013年11月26日初诊。

主诉:月经停闭3个月。

患者平素月经40~45天一潮,5~7天干净,经量中等,经色红,有血块。末次月经8月中旬,现已有3个月经水未转。既往有乳腺囊肿伴结节史,平日常有乳房胀痛,仅在经期乳房胀痛方有暂缓。刻下乳房胀痛、不能触碰,脾气急躁,睡眠欠安,纳食尚可。舌尖红,苔薄,脉细略弦。外院查性激素六项均正常。彩超检查提示子宫内膜10mm。治以丹栀逍遥散合金铃子散加味:柴胡12g、当归9g、白芍12g、茯神12g、炒白术9g、栀子9g、牡丹皮9g、川楝子6g、延胡索15g、益母草30g、川牛膝30g、甘草6g。7剂,中药配方颗粒剂型,开水冲服。

2013年12月10日二诊:经水未转,乳房胀痛减轻,舌质红,苔薄黄,脉细略弦,仍以丹栀逍遥散为主方合下瘀血汤化裁:柴胡12g、当归9g、白芍12g、茯神12g、炒白术9g、栀子9g、牡丹皮9g、土鳖虫9g、桃仁9g、酒大黄6g、川牛膝30g、甘草6g。7剂,中药配方颗粒剂型,开水冲服。

2013年12月20日三诊:仍未转经,乳房胀痛几除,舌质转淡,苔薄,脉细略弦。察其形体尚为壮实,遂改麻黄汤合下瘀血汤加味:麻黄6g、桂枝9g、杏仁9g、甘草6g、桃仁9g、土鳖虫9g、酒大黄6g、川牛膝30g、菟丝子30g、王不留行30g、生麦芽60g。7剂,中药配方颗粒剂型,开水冲服。

2014年1月18日四诊:服上药4剂,月经于2013年12月25日来潮,量较多,色红,6天干净。现又觉乳房隐痛,舌质淡红,苔薄,脉细,守三诊方继进7剂。

按语:本案王氏初诊以闭经伴乳房胀痛、急躁、舌尖红,辨为肝郁化热、气滞血瘀,结合子宫内膜已经10mm,常规以丹栀逍遥散疏肝泄热,合金铃子散行气止痛,益母草、川牛膝活血止痛,以为能药到经转,结果纹丝不动。二诊又合下瘀血汤加强破血催经之力,又毫无寸功。念及"气上迫肺,心气不得下通,故月事不来也"之教诲,知是心肺不通而胞脉不利,三诊遂转麻黄汤提壶揭盖之法,数剂而经水终得以通下。

2. 桂枝麻黄各半汤加味治疗痛经案

付某,女,26岁,未婚,2012年4月9日初诊。

主诉:反复行经即小腹疼痛、腰胀痛3个月。

因经前吹风受凉而致行经第1~2天小腹疼痛、腰胀痛已3个月,伴有经量减少,仅为以前的一半,经色暗红,无血块,3~4天净,大便偏软,无恶心呕吐,无身冷出汗,下腹热敷之后疼痛可以缓解,白带不多,纳便正常。平素月经周期基本规律,末次月经3月16日来潮。舌淡红,苔薄白,脉细。治以温经散寒、和血止痛,方选桂枝麻黄各半汤加味:桂枝9g、炒白芍9g、麻黄6g、杏仁6g、甘草3g、益母草30g、香附9g、丹参15g、延胡索12g、姜3大片(一元硬币大小)、大枣3个。7剂,水煎服。

2012年4月16日二诊:经水未转,无不适,舌脉如上。中药守上方加当归9g、川芎9g,5剂。

2012年4月23日三诊:月经于4月20日来潮,下腹轻微阵痛,大便稍软,经血中可见内膜样物排出,腰微酸,今经水将净。舌淡红,苔薄白,脉细。治以温经调冲,方选理中汤加味:党参12g、炒白术12g、炮姜6g、菟丝子15g、桑寄生12g、续断9g、当归6g、川芎6g、甘草6g,5剂。

按语: 桂枝麻黄各半汤原本用治太阳之邪已微而阳气怫郁在表不得发泄之证,是桂枝汤与麻黄汤的小剂量合方。本案付氏腰腹胀痛是吹风着凉后寒滞太阳经脐,下腹喜温是"阴盛则阳病"后阳虚失于温煦,经量减少、经色暗红则因寒凝血脉所致,因其病程较短病情较轻,故初诊用桂枝麻黄各半汤加益母草、香附、丹参、延胡索以温经和血止痛。二诊再加佛手散(即当归、川芎)后月经即潮,且寒散瘀祛,疼痛减轻。三诊时已是经后,以便软为主症,从脾肾阳虚入手,以理中汤合寿胎丸、佛手散善后。

(二)麻黄杏仁甘草石膏汤

【经典文献】

[条文]

1. 发汗后,不可更行桂枝汤,汗出而喘,无大热者,可与麻黄杏仁甘

草石膏汤。(《伤寒论·辨太阳病脉证并治》第 63 条)

2. 下后,不可更行桂枝汤,若汗出而喘,无大热者,可与麻黄杏子甘草石膏汤。(《伤寒论·辨太阳病脉证并治》第 162 条)

[**组成**] 麻黄四两(去节) 杏仁五十个(去皮尖) 甘草二两(炙) 石膏半斤(碎、绵裹)

[**用法**] 上四味,以水七升,煮麻黄,减二升,去上沫,内诸药,煮取二升,去滓,温服一升。

【解析发挥】

麻黄杏仁甘草石膏汤常简称为麻杏甘石汤,是治疗邪热壅肺的常用方剂。如果说麻黄汤辛温发散,那么麻杏甘石汤则是辛凉发散,可用治邪热凝闭营卫的妊娠小便不利、妊娠便秘等。

【病案举例】

麻杏甘石汤治疗妊娠小便不利案

吴某,女,32 岁,2013 年 6 月 14 日初诊。

主诉:妊娠伴尿频尿急 1 月余,加重 1 周。

患者妊娠 7 个月,1 个月前因尿频、尿急、尿痛、尿血诊为尿路感染,经治尿痛、尿血解除,遗留尿频尿急不得缓解,日夜小解十余次,遇外出或紧张时更是数十次小便,近 1 周来入夜后更是每个钟头即小解 1 次,严重影响睡眠,苦不堪言。外院各项检查尿液分析、肾功能均正常。吃过清利湿热中药,有小效,停药则又尿频尿急。来诊时精神困顿,尿频急,待诊的 2 个小时内小解 3 次,无尿痛,无腰酸,口渴,多饮水,纳可,眠差,大便偏干。舌尖红,苔黄腻,脉滑数。试以开宣肺气、提壶揭盖之法治之,方用麻杏甘石汤合猪苓汤化裁:麻黄 6g、石膏 30g、杏仁 9g、甘草 9g、猪苓 15g、泽泻 12g、茯苓 30g、滑石 15g、阿胶(烊化)6g、淡竹叶 15g。5 剂,水煎服。

2013 年 6 月 20 日二诊:服上药 3 剂起尿频尿急明显改善,尿次减少、尿量增加,口干也减轻。舌质略红,舌苔转薄,脉滑有力。守方再进 5 剂以巩固疗效。

2013 年 11 月 10 日因产后乳汁不足就诊,问及小便情况,知药尽痊愈。

按语:本案吴氏妊娠小便不利、舌尖红、苔黄腻、脉滑数,显然一派湿热之象,但服清利湿热之药仅有小效,故宜改弦易张。考人体水液代谢有赖肺通调水道、脾之运化和肾主水的功能协调,今吴氏无腰酸以知肾不虚,纳食正常以知脾胃健,所以小便不利全在于肺通调水道失职,故急需宣肺开泄以利下,此亦为"开鬼门,洁净府"之法,以麻杏甘石汤治之甚为对证;猪苓汤养阴血、利湿热;再加淡竹叶清心利小便。如此前后 10 剂,最终拨云见日,解除困扰。

(三)麻黄连翘赤小豆汤

【经典文献】

[条文]伤寒,瘀热在里,身必黄,麻黄连轺赤小豆汤主之。(《伤寒论·辨阳明病脉证并治》第 262 条)

[组成]麻黄二两(去节)　连轺二两,连翘根是　杏仁四十个(去皮尖)　赤小豆一升　大枣十二枚(擘)　生梓白皮一升(切)　生姜二两(切)　甘草二两(炙)

[用法]上八味,以潦水一斗,先煮麻黄再沸,去上沫,内诸药,煮取三升,去滓,分温三服,半日服尽。

【解析发挥】

麻黄连翘赤小豆汤原治表郁湿热黄疸,后世如《普济方》亦将此方主治"小儿伤寒,发黄身热",《张氏医通》主张此方可用于"湿热发黄"。但临床上本方除可运用于湿热黄疸的治疗外,以"表寒外闭、湿热内郁"为辨证要点,用治各类皮肤疾病,如急慢性荨麻疹、鱼鳞病、脓疱疮、湿疹等及肾炎水肿或咳嗽属湿(痰)热浸淫者疗效显著,重复率极高,可以说本方是治疗此类疾病的一首经典高效古方。

麻黄连翘赤小豆汤本有梓白皮一味,但市肆少货,一般用桑白皮代替。

【病案举例】

1.麻黄连翘赤小豆汤治疗妊娠湿疹案

张某,女,26 岁,2014 年 7 月 15 日初诊。

主诉:妊娠伴双下肢水疱、瘙痒 1 个月。

　　患者妊娠 38 周 +2 天，1 个月前出现双下肢水疱、瘙痒，在当地诊为湿疹，考虑怀孕，仅外涂炉甘石洗剂，疗效不显，后逐渐发展到颈、胸、腰、上肢，水疱瘙痒并渗液化脓。就诊时患者水疱、脓液、结痂并见，水疱脓液下皮肤红肿、瘙痒、刺痛，口干，纳可，大便偏黏，带下偏多，舌质红，苔白略腻，脉滑数。此属湿热瘀阻，以麻黄连翘赤小豆汤合五苓散治之：麻黄 9g、连翘 15g、赤小豆 30g、桑白皮 15g、杏仁 9g、甘草 6g、桂枝 6g、白术 12g、茯苓 12g、泽泻 12g、猪苓 9g、生姜 6g、大枣 6g。中药配方颗粒剂，10 剂，开水冲服。同时以大黄 10g、杏仁 15g、黄柏 10g，研末，香油浸渍一昼夜后，每日不拘时外搽患处。

　　2014 年 8 月 1 日二诊：患者已经顺利分娩，由其家属微信视频了解情况。患者全身疱疹基本消退，皮肤光滑，患处略有色素沉着，偶有瘙痒，大便偏干，已 3 日未解。以养阴透热止痒为法，方用越婢汤合四物汤：麻黄 3g、石膏 15g、甘草 6g、白芍 30g、地黄 60g、当归 12g、生姜 6g、大枣 6g，5 剂。

　　按语：关于皮肤瘙痒的机制，《灵枢·刺节真邪》这样解释道："虚邪之中人也……搏于皮肤之间，其气外发，腠理开，毫毛摇，气往来行，则为痒。"这说明皮肤瘙痒是因风（寒）邪客于腠理不散所引起。《素问·阴阳应象大论》又说："其有邪者，渍形以为汗，其在皮者，汗而发之。"麻黄连翘赤小豆汤辛散表邪、宣发郁热，故能取效迅捷。

2. 麻黄连翘赤小豆汤治疗妊娠外感咳嗽案

　　万某，女，31 岁，2012 年 10 月 9 日初诊。

　　主诉：妊娠伴鼻塞、喷嚏、咳嗽 2 天。

　　患者妊娠 45 天，2 天前出现鼻塞、喷嚏、咳嗽，咽痒，痒起则咳，有痰，色黄质浊难咳，咳嗽时牵及右侧少腹隐痛，口中热臭感，大便偏结。舌质淡红，苔薄白，脉细略滑。咽红，咽壁可见滤泡。彩超检查提示宫内胚囊，可见胎心管搏动。治以疏风清热止咳，方用麻黄连翘赤小豆汤化裁：麻黄 6g、连翘 15g、赤小豆 15g、桑白皮 15g、杏仁 9g、甘草 6g、赤芍 15g、僵蚕 9g、枇杷叶 15g、生姜 3 薄片、大枣 3 枚。4 剂，水煎服。

　　2012 年 10 月 14 日二诊：外感咳嗽诸症均已告愈，大便偏软，食欲不振，胃脘不适。舌淡红苔薄，脉细。改桂枝汤合理中汤加味：桂枝 6g、炒白芍 6g、甘草 6g、党参 12g、砂仁（后下）3g、炒白术 12g、干姜 3g、佛手 9g、大枣 3 枚。3 剂，水煎服。

按语：本案为妊娠外感，鼻塞、喷嚏、咳嗽是风寒外束，口中热臭、痰黄质浊难咳、大便偏结、咽红是内有郁热，以麻黄连翘赤小豆汤外散寒邪、内清郁热，4 剂即外感诸症均除。二诊据大便偏软，食欲不振，胃脘不适，考虑营卫不和、脾胃不健，故以桂枝汤合理中汤善后。

3. 麻黄连翘赤小豆汤治疗月经疹案

许某，女，19 岁，2013 年 11 月 26 日初诊。

主诉：反复经前 10 天面部灼热、瘙痒 2 年。

患者每于月经来潮前 10 天面部灼热瘙痒起红疹，经净后上述症状消失，反复发作已有 2 年。平素月经 26～30 天一潮，4～5 天干净，经量偏少，经色红，无血块，经前乳房胀痛。末次月经 11 月 10 日，舌质略红，苔薄白，脉细。治以养阴凉血、清热疏风，拟四物柴胡汤加味：地黄 15g、当归 9g、赤芍 12g、川芎 6g、柴胡 9g、北沙参 15g、黄芩 6g、甘草 6g、地骨皮 15g、牡丹皮 9g、白蒺藜 9g、白鲜皮 6g、蝉蜕 6g。7 剂，水煎服。

此后以该方为主加减治疗共进 40 余剂，症状虽然可以缓解，然始终不能向愈。

2014 年 4 月 2 日七诊：末次月经 3 月 8 日，面部瘙痒潮红，乳房胀痛，舌质红苔薄，脉细略数。改麻黄连翘赤小豆汤加味：麻黄 9g、连翘 15g、赤小豆 15g、桑白皮 15g、杏仁 9g、甘草 6g、赤芍 15g、石膏 30g、白鲜皮 6g、蝉蜕 6g、牡丹皮 9g。7 剂，水煎服。

2014 年 4 月 10 日八诊：服药后面部瘙痒潮红渐消，今诊面部已然如常。末次月经 4 月 6 日，经量较以往偏多，经色鲜红，舌脉如前，守麻黄连翘赤小豆汤化裁：麻黄 6g、连翘 15g、赤小豆 15g、桑白皮 15g、杏仁 9g、甘草 6g、赤芍 15g、石膏 15g、白鲜皮 6g、荆芥 9g。7 剂，水煎服。

半年后因他病诊治，反馈服药后经前面部红疹瘙痒未再出现。

按语：《灵枢·终始》说"痒者阳也"，本案许氏经前面部红疹瘙痒反复发作 2 年，前六诊治从血虚风热郁于少阳，以四物柴胡汤加味连进 40 余剂而未得瘥愈。久治少阳不应，反复探求"痒者阳也"，改治太阳，于是七诊后从太阳病入手，转麻黄连翘赤小豆汤加减以透表散邪、清利郁热，不出 7 剂果然获得良好疗效。麻黄连翘赤小豆汤外治风热郁表、内清热炽于里，即"火郁发之"之谓，是本案月经疹"痒者阳也"的恰当选方。由是可知，辨方证确实是辨证论治的尖端。

（四）葛根汤

【经典文献】

[条文]

1. 太阳病，项背强几几，无汗恶风，葛根汤主之。（《伤寒论·辨太阳病脉证并治》第 31 条）

2. 太阳与阳明合病者，必自下利，葛根汤主之（《伤寒论·辨太阳病脉证并治》第 32 条）

3. 太阳病，无汗而小便反少，气上冲胸，口噤不得语，欲作刚痉，葛根汤主之。（《金匮要略·痉湿暍病脉证治》第 12 条）

[组成] 葛根四两　麻黄三两（去节）　桂枝二两（去皮）　生姜三两（切）　甘草二两（炙）　芍药二两　大枣十二枚（擘）

[用法] 上七味，以水一斗，先煮麻黄、葛根，减二升，去白沫，内诸药，煮取三升，去滓，温服一升，覆取微似汗。余如桂枝法将息及禁忌，诸汤皆仿此。

【解析发挥】

葛根汤可以看成是桂枝汤加葛根和麻黄，作用于手足太阳经和手足阳明经，在调营和卫基础上能升津血、通经络。"项背强几几"即为足太阳膀胱经受邪而经络不通的表现；"自下利"则因邪聚足太阳膀胱经，肌表腠理紧闭，体内水液无以外泄而转出手阳明大肠。葛根汤以葛根独重，在临床上除了治疗太阳病的恶寒发热等症外，还广泛用于下列病症：一是手足太阳经受邪而致经气不利的病症，如颈椎病、肩周炎、项背痤疮、神经痛等；二是体内津、血无以升提或是内闭的病症，如病毒性腹泻、肥胖、高血压等。

女子以血为本，未孕时气血下行化为经水，生产后气血上行则化生乳汁。妇科疾病中有种闭经跟肌腠闭塞，肺气不降，水湿内聚，气血不能下行相关，还有一种产后缺乳是因气血不能上行所致。对于这种闭经或产后缺乳就往往需要借助葛根汤的升提与透散，使气血通利，要么气血下行而月经按时来潮，要么气血上行而乳汁如泉涌。

【病案举例】

1. 葛根汤合桂枝茯苓丸治疗闭经案

刘某,女,23 岁,2013 年 3 月 8 日初诊。

主诉:月经停闭半年余。

患者 6 年前开始月经不规则,常数月方潮,性激素六项检查黄体生成素与卵泡刺激素的比值接近 4 倍,雄激素偏高,西医以"卵巢多囊样改变"予炔雌醇环丙孕酮片治疗,服则经至,不服则经闭。自发病后,体重逐年攀升,满脸痤疮,以至内心自卑。此次又月经停闭半年有余。现下身高 158cm,体重 68kg。肌肉紧实,面色黄暗,两颧、额头及背胛痤疮满布,色紫暗。常头晕脑涨、后项紧闷、颈部拘急,不爱运动,不易出汗,纳佳,便平,眠安,舌质淡红,苔稍腻,脉弦有力。彩超检查子宫大小正常,子宫内膜 7mm,双侧卵巢可见车轮样改变。性激素六项:卵泡刺激素(FSH)6.11mIU/ml、黄体生成素(LH)13.35mIU/ml、雌二醇(E_2)98.37pg/ml、孕酮(P)0.91ng/ml、睾酮(T)4.24ng/ml、催乳素(PRL)7.43ng/ml。治以宣通经络,方用葛根汤合桂枝茯苓丸加味:葛根 60g、麻黄 9g、桂枝 12g、白芍 15g、甘草 6g、生姜 9g、大枣 6g、桃仁 9g、牡丹皮 9g、茯苓 12g、川牛膝 15g、酒大黄 6g、鸡内金 9g。7 剂,中药配方颗粒剂,开水冲服。

2013 年 3 月 22 日二诊:因出差未能及时复诊。月经虽未来潮,但自觉头项舒适,以前总以为长期伏案电脑办公引起颈椎问题是治不好的,经傅师解释后霍然明白,对闭经的治疗更有信心。脸上痤疮仍多,带下明显增多,乳房隐隐胀痛,似月经来潮状态。舌脉同前,守方加麦芽 60g 再进 7 剂。

2013 年 4 月 3 日三诊:末次月经 3 月 25 日,量不多,5 天干净。随着月经来潮,面部及背胛痤疮一下子消散许多,面色也好转。舌脉无明显变化,调整方剂,以期恢复正常月经周期。仍以葛根汤为基础:葛根 60g、麻黄 6g、桂枝 9g、白芍 9g、甘草 6g、生姜 9g、大枣 6g、桃仁 9g、牡丹皮 9g、茯苓 9g、鸡血藤 30g、丹参 15g,10 剂。

断断续续服药近半年,体重下降近 8kg,月经能 40 天左右 1 行。

按语:闭经一证,无非虚实两端,或气血虚弱无以化生经血,或气血闭阻不能化生经血。本案刘氏常年头晕脑涨、后项紧闷、颈部拘急,提示足太阳膀胱经经气运行受阻；肌腠不开，汗泄无路，故无汗；津液内停，故体重增加；足太阳膀胱经气血闭阻，故相关经气循行部位粉刺横生。因此，投葛根汤合桂枝茯苓丸，前者宣开发散，后者通利血脉，再加活血催经之川牛膝、酒大黄、鸡内金，方证相应，能在短时间内经络自通而月经潮。

2. 葛根汤治疗产后缺乳案

双某，女，33 岁，2014 年 5 月 15 日初诊。

主诉：产后乳汁减少 3 天。

患者 2013 年经中药调理后成功受孕并于今年 3 月 2 日喜诞二宝，2 个月来一直母乳喂养，近 3 天发现小儿睡寐不安，加喂奶粉却抗拒奶嘴。于是患者前来求助中医是否有增加母乳的办法。患者皮肤黧黑，体形偏胖，孕前即面颊常发痤疮，产后脸上痤疮仍是此起彼伏。乳房硕大但按之松软，胀奶次数明显较前减少。胃口好，二便平，因半夜喂奶所以睡眠欠佳。此当升津生乳，方用葛根汤加味：葛根 30g、麻黄 9g、桂枝 9g、白芍 9g、甘草 6g，生姜 6g，大枣 6g、黄芪 15g、路路通 15g。5 剂，中药配方颗粒剂，开水冲服。

半个月后，患者带其大宝来诊时知药后 2 剂乳汁即增加，现乳汁供给充足。

按语：早在 20 世纪 80 年代，日本著名的汉方大师矢数道明先生就用葛根汤来催乳。浙江省妇科名师马大正教授在《妇科证治经方心裁》中也有葛根汤催乳的案例。明人薛立斋曰："血者水谷之精气也，和调五脏，洒陈六腑，在男子则化为精，在妇人则上为乳汁，下为血海。"基于葛根汤的作用趋势有"升"的特点，考虑津血同源，葛根汤升津即升血，血水上化乳汁，此即葛根汤催乳之机制。本案用葛根汤以宣开经络，升提气津，能使气血上行动力不断以化生乳汁；再加黄芪增强益气升提之力，保障乳汁生成有源，路路通"大能通十二经穴"，通经脉，使乳汁出行通畅。葛根汤以其升发之力，主治产后缺乳无论虚实而行之有效，且百试不爽。

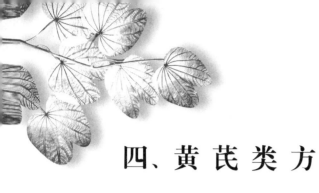

四、黄芪类方

　　黄芪以豆科多年生草本植物黄芪的根入药，主产于甘肃、内蒙古、山西及东北等地。黄芪质地柔软如绵、味道甘甜，素有绵黄芪之称，早在《神农本草经》一书中就有对黄芪功效的记载，谓"主痈疽、久败疮，排脓止痛，大风癞疾，五痔、鼠瘘"。现代常用黄芪治疗体虚自汗、水肿、小便不利、溃疡久不收口、消渴、中风偏枯、半身不遂等多种疾病。黄芪常与桂枝、芍药、柴胡、白术、附子、防己、当归等药物配合以拓宽黄芪的治疗范围，如与桂枝、芍药同用，有黄芪桂枝五物汤；与柴胡配伍，有补中益气汤；与防己同用，有防己黄芪汤；与当归同用，有当归补血汤；等等。

　　黄芪作为公认的补气"王道"药物，非常适合易于耗气伤血的妇人长期服用。但黄芪性质偏于温热，长期服用又易升阳上火生风，所以准确掌握黄芪适应证是临床合理运用黄芪的关键。

　　前人说黄芪主治"肌表之水"，即是揭示了黄芪证的特点——补气固表而利水。凡是气虚而水肿、汗出不固者，黄芪能补之、利之、固之。所以黄芪适应的患者群往往有"汗出而浮肿"，归根结底是气虚不能固涩、气虚不能运化水湿所致。

（一）黄芪桂枝五物汤

【经典文献】

[条文]血痹阴阳俱微，寸口关上微，尺中小紧，外证身体不仁，如风痹状，黄芪桂枝五物汤主之。（《金匮要略·血痹虚劳病脉证并治第六》

第2条）

[组成] 黄芪三两　芍药三两　桂枝三两　生姜六两　大枣十二枚

[用法] 上五味,以水六升,煮取二升,温服七合,日三服。

【解析发挥】

本方是《金匮要略》治疗"血痹"病的专方。"痹"即"闭","血痹"即"血闭",是指血脉闭阻不通的疾病,临床表现为四肢麻木、活动不灵、身体不仁,其病多源于"骨弱肌肤盛,重因疲劳汗出,卧不时动摇,加被微风,遂得之"(《金匮要略·血痹虚劳病脉证并治第六》)。通俗来讲,就是平时缺乏运动,体形肥胖,肌肉松软,身体困重,易于出汗,加上汗后受凉,致气血凝滞,出现肢体无力、活动不灵、麻木不仁、酸痛,甚或肌肉萎缩。

女子常因血虚气弱,尤其是产后失血过多,而致表卫不固,易为风邪所侵,出现肢体麻木、酸楚、疼痛的"血痹"甚多,因此,黄芪桂枝五物汤是妇科疾病使用较多、疗效非凡的方剂。

【病案举例】

1. 黄芪桂枝五物汤治疗妊娠腿痛案

许某,女,23岁,2014年5月18日初诊。

主诉:妊娠伴左侧大腿疼痛3天。

患者已妊娠8周,前天傍晚外出散步后突发左侧大腿外缘至髋关节部位酸麻疼痛,自行用热毛巾外敷无效,且有加剧趋势。就诊时面黄、神疲、涎多、恶心、嗳气、纳呆、便少,舌质淡红,苔薄白,脉细略滑。彩超检查提示宫内2个孕囊,均可见胎心管搏动。治以温经和血、和胃降逆,拟黄芪桂枝五物汤合小半夏加茯苓汤:黄芪15g、桂枝9g、炒白芍9g、生姜15g、大枣9g、姜半夏9g、茯苓12g。中药配方颗粒剂,5剂,开水冲服。

2014年5月24日二诊:左侧大腿疼痛消失,恶阻减轻,舌脉同上,守前方再进5剂。

按语:女子妊娠时子食母气,气血易耗,胞脉易阻,双胞胎妊娠尤甚。加之傍晚散步汗出受风,引发大腿酸楚疼痛,是为血痹之症。用黄芪桂枝五物汤补益气血、温养经脉、通痹止痛,以小半夏加茯苓汤和胃降逆、化痰湿治恶阻,故能一举而瘥。

2. 黄芪桂枝五物汤治疗产后肩痛案

李某,女,27岁,2013年4月23日初诊。

主诉: 产后肩痛近30天,小腹隐痛3天。

患者二胎顺产后72天,两肩酸楚冷痛近30天。恶露将近40天方净,时觉身冷、头晕、头额抽痛、两肩酸重疼痛。近3天又增小腹隐痛,伴腰部下坠,带下水样,色黄有异味。脘胀纳差,便溏矢气,乳汁少。舌质稍红,苔薄略干,脉细弱。治以和血调气、温经通络,方选黄芪桂枝五物汤合当归芍药散化裁:黄芪15g、桂枝9g、炒白芍9g、生姜15g、大枣9g、当归9g、川芎9g、茯苓12g、炒白术12g、泽泻12g、枳实9g。中药配方颗粒剂,5剂,开水冲服。

2013年4月29日二诊:小腹疼痛消除,余症仍在,舌脉同前,方改黄芪桂枝五物汤合乌头桂枝汤:黄芪15g、桂枝9g、炒白芍9g、生姜9g、大枣9g、炙甘草6g、制川乌6g。中药配方颗粒剂,5剂,开水冲服。

2013年5月5日三诊:身冷缓解,两肩酸冷疼痛减轻,大便较前成形,舌质淡红,苔薄白,脉细。守二诊方改制川乌为附片9g,再进5剂。

按语: 产后肩痛身冷,系产后营卫虚弱,中于风邪所致。本案症属"血痹",以黄芪桂枝五物汤益气温经、和营通痹,治血虚气弱之肩痛;用当归芍药散和血调气止痛,治血虚水盛之腹痛;加枳实是合原方芍药以成枳实芍药散加强行气止痛之功。二诊时因内症消除,改用黄芪桂枝汤合乌头桂枝汤以益气温经、散寒止痛;三诊时肩痛减轻后,再去乌头改附片,以加强温阳通痹之力。

(二)防己黄芪汤

【经典文献】

[条文]

1. 风湿,脉浮,身重,汗出,恶风者,防己黄芪汤主之。(《金匮要略·痉湿暍病脉证治》第22条)

2. 风水,脉浮身重,汗出恶风者,防己黄芪汤主之。腹痛者加芍药。(《金匮要略·水气病脉证并治》第22条)

3.《外台》防己黄芪汤。治风水,脉浮为在表,其人或头汗出,表无他病,病者但下重,从腰以上为和,腰以下当肿及阴,难以屈伸。(《金匮要略·水气病脉证并治》附方)

[组成] 防己一两　甘草半两(炒)　白术七钱半　黄芪一两一分(去芦)

[用法] 上剉麻豆大,每抄五钱匕,生姜四片,大枣一枚,水盏半,煎八分,去滓,温服,良久再服。喘者,加麻黄半两;胃中不和者,加芍药三分;气上冲者,加桂枝三分;下有陈寒者,加细辛三分。服后当如虫行皮中,从腰下如冰,后坐被上,又以一被绕腰以下,温令微汗,瘥。

【解析发挥】防己黄芪汤是健脾利水消肿的代表方剂,方中防己祛风利水,黄芪益气固表,白术、甘草健脾和中。《金匮要略》用其主治"风湿""风水",《外台秘要》则用于治疗"腰以下当肿及阴,难以屈伸"。现代临床多用本方治疗水肿、多汗症、关节炎、慢性肾炎、肥胖、皮肤病等属脾气虚者。

【病案举例】

1. 防己黄芪汤治疗妊娠水肿案

陈某,女,26岁,2013年8月6日初诊。

主诉:妊娠伴双下肢水肿15天。

患者妊娠7个月,半个月前出现双下肢脚踝至膝水肿胀满。就诊时脚踝肿满,按之凹陷,久而不起。腿胀沉重,行走不便。小便频多,大便偏软,纳可、眠安。血压正常,刻下血压124/78mmHg。舌质淡红,苔薄白,脉滑。治以健脾行气利水,方用防己黄芪汤加味:防己9g、黄芪15g、白术15g、甘草6g、天仙藤12g、陈皮9g、香附9g、生姜3大片、大枣3枚。7剂,水煎服。嘱每天用鲤鱼(不去鳞)1条炖汤喝。

2013年8月14日二诊:服药4剂后双下肢水肿渐消,药尽腿肿尽消,偶觉膝胫酸胀,舌脉同前,防己黄芪汤原方再进5剂,嘱加强营养,尤其加强鸡蛋、瘦肉、鱼类、牛奶等高蛋白质食物。

按语:本案陈氏妊娠晚期出现脚肿至膝、小便频多、大便偏软,是脾虚不运的表现,以健脾利水的防己黄芪汤对证应用是为上策。加天仙藤、陈皮、香附是合《妇人大全良方》天仙藤散之意,加强健脾行气利水的作用。再加服食鲤鱼,药食相合,即能药到病除。

2. 防己黄芪汤治疗卵巢过度刺激综合征案

李某,女,32岁,2012年10月18日初诊。

主诉:促排卵治疗后卵巢过度刺激性增大。

患者因原发性不孕4年就诊,外院检查提示性激素六项基本正常,抗米勒管激素略低(1.8ng/ml,正常值范围2~6.8ng/ml),监测卵泡时发现卵泡发育不良,遂决定西药促排结合中药方案治疗备孕。末次月经9月20日,其间口服益肾助孕中药,外加肌内注射尿促性素针,至就诊当日彩超发现子宫内膜厚度7mm,左侧卵巢76mm×55mm,内见多个囊性暗区,最大21mm×18mm,右侧卵巢66mm×48mm,内见多个囊性暗区,最大19mm×15mm,直肠子宫陷凹见前后直径21mm液性暗区。同时伴有恶心频频,小腹胀满,两侧少腹隐痛。舌质嫩红,苔薄滑,脉细略滑。治当健脾行气利水,方用防己黄芪汤合赤小豆当归散化裁:防己15g、黄芪15g、白术20g、甘草5g、生姜10g、大枣10g、赤小豆30g、当归10g、陈皮10g、乌药10g、槟榔10g、茯苓20g。3剂,中药配方颗粒剂,开水冲服。

2012年10月21日二诊:恶心减轻,仍觉小腹胀满。彩超复查提示两侧卵巢体积增大,左侧卵巢囊性暗区最大18mm×12mm,右侧卵巢囊性暗区最大15mm×11mm,直肠子宫陷凹见前后直径14mm液性暗区。舌脉如前,守方加紫苏梗10g,5剂。

2012年10月26日三诊:彩超复查卵巢体积恢复正常。恶心、腹痛等症状全部消失。

按语:卵巢过度刺激综合征为体外受孕辅助生育的主要并发症之一。多见于用促性腺激素治疗期间,表现为恶心、呕吐、腹部不适、体重增加、卵巢增大、胸腹腔积液、少尿、水电解质平衡紊乱、肾衰、血栓形成等,严重的可危及生命。这些症状,与《灵枢·邪气脏腑病形》中的"起脐以下至小腹睡睡然,上至胃脘,死不治"的石水相近。从中医角度来看,上述症状均由脾虚不运,水湿内停、气阻湿滞所致。因此,治疗必须以健脾、行气、化湿、利水为大法。本案用防己黄芪汤健脾利水,《金匮要略》说"血不利则为水",水湿与瘀血相混,瘀水互结不利水湿祛除,故合赤小豆当归散旨在活血利水,再加陈皮、槟榔、乌药温中行气之品,诸药并用,故能药尽病除。

（三）补中益气汤

【经典文献】

[条文] 故脾胃之证,始得之则气高而喘,身热而烦,其脉洪大而头痛,或渴不止,皮肤不任风寒而生寒热。(《内外伤辨惑论》卷中《饮食劳倦论》)

[组成] 黄芪(劳役病热甚者一钱) 甘草(炙)已上各五分 人参(去芦) 升麻 柴胡 橘皮 当归身(酒洗) 白术已上各三分

[用法] 上件㕮咀,都作一服,水二盏,煎至一盏,去渣,早饭后温服。如伤之重者,二服而愈,量轻重治之。

【解析发挥】

补中益气汤是金代"补土派"名医李杲创制的一首名方,用于治疗饮食劳倦损伤脾胃,以致脾胃气虚、清阳不升之证。《素问·至真要大论》说"劳者温之""下者举之",补中益气汤即以温健中气、升阳举陷为大法,诚如东垣本人所谓:"内伤脾胃,乃伤其气;外感风寒,乃伤其形。伤外为有余,有余者泻之;伤内为不足,不足者补之……内伤不足之病……惟当以甘温之剂,补其中,升其阳……盖温能除大热,大忌苦寒之药泻胃土耳。"本方临床运用广泛,大凡因"脾胃内伤"所致的发热、肌无力、乳糜尿、肾下垂、虚性便秘、五官疾病等,均可考虑补中益气汤。明·薛己在《女科撮要》中运用补中益气汤遍治妇科经、带、胎、产及历节痛风、流注、血风疮、镰疮、阴疮诸症,扩展了本方的应用范围,其疗效卓著,颇能启迪后人。

【病案举例】

1. 补中益气汤治疗崩漏案

周某,女,19岁,2013年3月15日初诊。

主诉:月经严重失调3年。

患者14岁初潮,3年前开始出现月经失调,每次提前六七天,量少、色淡。去年11月以后每月2～3次,量多,常于劳累后淋漓10～15天方净。近半年来,大便稀溏,一天2～3次,口渴不欲饮,纳呆,精神疲倦,四肢无力,思维记忆力差。面色㿠白,形体消瘦。舌质淡红润,边有齿痕,苔薄白,脉细弱。末次月经提前14天于3月12日来潮,量多,色红,少血块。治以补中益气、健脾统血,方用补中益气汤合理中汤化裁:黄芪30g、当归12g、炒白术15g、党参12g、陈皮9g、柴胡6g、升麻3g、荆芥穗9g、醋艾炭9g、炮姜9g、仙鹤草60g、炙甘草6g。5剂,中药配方颗粒剂,开水冲服。

2013年3月20日二诊:经血几净,乏力好转,大便转软,舌脉同前,守上方去荆芥穗、醋艾炭,炮姜改干姜9g。7剂,中药配方颗粒剂,开水冲服。

2013年3月27日三诊:经血于3月21日干净,精神力比以前好转,大便能成形,舌脉同前,继以二诊方再进14剂。

2013年4月12日四诊:末次月经4月9日,经量明显减少,颜色红,以首诊方原方5剂。

2013年4月17日五诊:此次月经7天完全干净,精、气、神面貌大有好转,面色较前红润,饮食、记忆力有所改善。舌脉仍如前,效不更方,仍以二诊方再进14剂。

按语:本案周氏纳呆、精神疲倦、四肢无力、面色㿠白、形体消瘦,一派脾气虚弱表现,脾虚气弱不能生血养心故思维记忆力差,脾虚气弱不能运化水液故舌边有齿痕,脾虚气弱不能鼓动血脉故脉细弱,脾虚气弱不能摄血故经血非时下而量大如崩或淋漓漏下。崩漏一症,治疗无非"塞流""澄源""固本"三法。所以在出血时,本着"塞流"之原则,止血为当前第一要义,以补中益气汤合理中汤加荆芥穗、醋艾炭、仙鹤草温经升提、收涩止血,理中汤中的干姜改炮姜亦是加强止血作用。经后,"固本""澄源"是为治疗重心,去止血药,用补中益气汤甘温补中,理中汤温中健脾,加仙鹤草补虚强壮。

2. 补中益气汤治疗尿失禁案

张某,女,54岁,2013年11月5日初诊。

主诉:尿频、尿失禁3年,加重4个月。

患者3年前出现尿频、尿失禁,且逐年加重,近4个月来,常因咳嗽、喷嚏而尿自出,甚至走路稍快亦自尿出,每日须穿纸尿裤,堪受其苦。刻下:面色淡白,形体略胖,纳可,眠差。舌淡胖,苔薄润,脉细尺无力。平素血压偏高,在服硝苯地平片。投以补中益气汤合麻黄汤加味:黄芪30g、炒白术12g、陈皮6g、升麻6g、柴胡6g、党参12g、当归12g、甘草6g、麻黄9g、桂枝6g、杏仁9g、牛膝12g、乌药9g。7剂，水煎服。

以上方随证加减服药月余，能自行控制排尿，摆脱了穿纸尿裤的烦恼。

按语：《灵枢·口问》曰："中气不足，溲便为之变。"患者已过七七，脾胃元阳之气渐衰，中气不足，固摄无权而致尿失禁。患者面色淡白，形体略胖，舌淡苔薄，脉细无力，一派脾胃气虚之象。中气不足，则下焦先天肾气失养。肾与膀胱相表里，"膀胱者，州都之官，津液藏焉，气化则能出矣"，故以补中益气汤培补后天以养先天。同时培中土又能生肺金，人体之中，肺为气之主，为水之上源，通调水道，下输膀胱，以助津液气化，则尿有所制。故加麻黄汤宣开肺气，加乌药温肾行气。因考虑到患者平素血压偏高，麻黄恐有升血压之弊，加牛膝既可补肾又可降逆利水，预防血压升高。如此兼顾上肺、中脾、下肾，俾水道通利，膀胱气化正常，尿失禁得以控制。

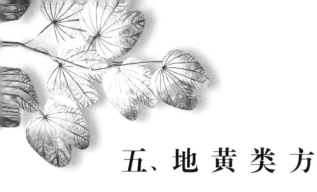

五、地 黄 类 方

　　地黄为玄参科植物地黄的新鲜或干燥块根,主产于河南、河北、内蒙古及东北。秋季采挖地黄后,除去芦头、须根及泥沙,鲜用;或将地黄缓缓烘焙至约八成干。前者习称鲜地黄,后者习称生地黄。地黄是药食两用之物,《神农本草经》谓地黄:"主折跌绝筋,伤中,逐血痹,填骨髓,长肌肉,作汤除寒热积聚,除痹。生者尤良。久服,轻身不老。"一千多年前,中原地黄产区群众就将地黄"腌制成咸菜,泡酒、泡茶而食之",如今人们仍把地黄切丝凉拌,煮粥而食。地黄味甘苦,性凉,主入血分,具有滋阴补肾、养血补血、凉血止血的功效。古人用地黄,皆取生地而不加熟制,后世炮制学发展,于是又有熟地备用。熟地性质微温,滋润胶黏,偏于益精填髓。

　　地黄中含有一种致泻物质,可引起便溏,久煎后,该致泻物质可被破坏,又不影响滋阴养血效果。因此,临床上可依据病人大便情况,来决定煎药时间:大便偏干者,只煎30分钟左右,令其润便;大便偏溏者,煎药时间要长,第一煎在50分钟以上,第二煎可在30分钟左右。如此,既达到滋阴养血目的,又不致发生腹泻。

(一)肾气丸

【经典文献】

[条文]

　　1. 崔氏八味丸。治脚气上入,少腹不仁。(《金匮要略·中风历节病

脉证并治》附方）

2. 夫短气有微饮，当从小便去之，苓桂术甘汤主之；肾气丸亦主之。（《金匮要略·痰饮咳嗽病脉证并治》第17条）

3. 男子消渴，小便反多，以饮一斗，小便一斗，肾气丸主之。（《金匮要略·消渴小便不利淋病脉证并治》第3条）

4. 虚劳腰痛，少腹拘急，小便不利者，八味肾气丸主之。（《金匮要略·血痹虚劳病脉证并治》第15条）

5. 问曰：妇人病，饮食如故，烦热不得卧而反倚息者，何也？师曰：此名转胞，不得溺也，以胞系了戾，故致此病，但利小便则愈，宜肾气丸主之。（《金匮要略·妇人杂病脉证并治》第19条）

[组成] 干地黄八两　薯蓣四两　山茱萸四两　泽泻三两　茯苓三两　牡丹皮三两　桂枝　附子(炮)各一两

[用法] 上八味，末之，炼蜜和丸梧子大，酒下十五丸，加至二十五丸，日再服。

【解析发挥】

肾气丸药具八味，故又称八味肾气丸、八味丸，是益肾之祖方，后世的补肾诸方，基本都是在肾气丸的基础上变化而来，如六味地黄丸、杞菊地黄丸、济生肾气丸等等。肾气丸滋补肾气。肾藏精，精血互生，本方以大剂量的地黄配山药、山茱萸，根本在于滋阴养血、填精补肾，极小剂量的附子和桂枝，并借助酒的温性，只是为了调动肾中真阳，激发肾气蒸腾，使得肾中阴阳平衡，肾气源源不断。诚如尤在泾所言"是方补阴之虚可以生气，助阳之弱可以化水"。本方之用也符合《素问·阴阳应象大论》说的"少火生气"。

《素问·奇病论》云："胞络者，系于肾。"妇女经、带、胎、产诸疾大都与肾有关，肾病无实证，因此妇科的许多病症可以用具有滋肾补肾作用的肾气丸来治疗。历史上，明·薛己就善用肾气丸来治疗妇科疾患。《名医类案》记载的医案中就有相当一部分是运用肾气丸而取效的。《四库全书总目提要》曾总结说："然（薛）己治病，务求本源，用八味丸、六味丸直补真阳真阴，以资化源，实自己发之。"由此可知，薛己对肾气丸的运用已经达到了极致。

【病案举例】

1. **肾气丸治疗月经后期案**

林某,女,38岁,2013年10月9日初诊。

主诉:月经推迟近1个月未转。

患者平素月经基本规律,6~7天/26~28天,经量中等,经色红,小血块。自8月15日无痛人工流产术并放置宫内节育环(爱母环)后,月经一直未潮,仅在9月23日出现阴道极少量褐色分泌物,并维持2天。最近3天又发现两足跟酸楚不适,平时容易腰酸,久站觉累,夜尿频,每夜需小解2~3次。舌质淡红,苔薄白,脉细尺沉。生育史:孕6产2人工流产3葡萄胎1。彩超检查提示子宫内膜8mm。治当补肾养血,方选肾气丸:地黄24g、山药12g、山茱萸12g、茯苓9g、牡丹皮9g、泽泻9g、淡附片3g、桂枝6g、鸡血藤30g、枸杞子15g、续断12g、菟丝子15g。7剂,中药配方颗粒剂,开水冲服。

2013年10月16日二诊:足跟酸楚好转,夜尿减少为1次,舌脉同前,守方加川牛膝15g,7剂。

2013年10月30日三诊:月经于10月20日来潮,经量较前偏少,经色红,6天干净。现又足跟酸楚不适,舌质淡红,苔薄白,脉细尺沉。守首诊方14剂。

按语:本案林氏月经愆期,盖因多次孕育、手术伤及胞脉,影响及肾,肾气亏虚,精血不足。腰为肾之府,肾气亏虚故腰酸;足少阴肾经循足踝内侧上行,肾气亏虚,经气不得充养,故足踝酸楚;肾气亏虚,不足以气化水液,故夜尿频。尺脉沉亦为肾气不足的佐证。以肾气丸加菟丝子、鸡血藤、枸杞子、续断、川牛膝等治疗,使肾精肾气充足,无须催经,月经自然依期而至,此为蓄满则自溢也。

2. **肾气丸治疗闭经案**

李某,女,17岁,2014年5月12日初诊。

主诉:停经3个月。

患者停经3个月,无任何不适。13岁初潮,平素月经周期30~60天,7天净,经量一般,经色红,无痛经。纳可,寐安,二便正常。舌质淡红,苔薄白,脉细弱尺沉。患者再三否认性生活史,又因就诊时临近下班,未做彩超检查，遂拟常规活血行经之法，方用桃红四物汤加味：桃仁 9g、红花 6g、地黄 15g、当归 12g、白芍 9g、川芎 6g、益母草 15g、丹参 12g、香附 9g、路路通 15g、鸡血藤 30g、川牛膝 15g。7 剂，中药配方颗粒剂，开水冲服。

2014 年 5 月 19 日二诊：服完上药，竟然毫无寸功。急查彩超，提示子宫偏小（44mm×38mm×31mm），子宫内膜仅为 6mm。性激素六项示：卵泡刺激素（FSH）5.21mIU/ml、黄体生成素（LH）3.53mIU/ml、雌二醇（E_2）71.17pg/ml、孕酮（P）0.28ng/ml、睾酮（T）0.16ng/ml、催乳素（PRL）5.64ng/ml。舌脉如前，此为肾气亏虚，精血不足。治当补益肝肾、养血生精，改肾气丸加味：地黄 24g、山药 12g、山茱萸 12g、茯苓 9g、牡丹皮 9g、泽泻 9g、淡附片 3g、肉桂 3g、鸡血藤 30g、枸杞子 15g、巴戟天 12g、淫羊藿 15g。10 剂，中药配方颗粒剂，开水冲服。

2013 年 5 月 30 日三诊：末次月经 5 月 24 日来潮，量少，色暗，5 天干净。因月经来潮，上药还剩 5 剂，嘱其继服上方，并守方再进 10 剂。

其后在经后服此方 10 剂，经前在此方基础上加牛膝服 7 剂，连续 3 个月，月经能在 30 天左右来潮。

按语：本案李氏从初潮伊始，即发月经愆期，甚至闭经，尽管性激素各项水平偏低、子宫发育偏小、子宫内膜薄，却无分毫苦痛。看似无证可辨，实可从脉象上来分析。《灵枢·邪气脏腑病形》说：肾脉"微涩为不月"，由患者尺脉沉细，可知是肾脉微涩，此闭经自是由肾气亏虚、精血不足所致。血海空虚，以活血行经法治疗注定无效。此类闭经的治疗应当"先予后夺"，即先补养后攻逐。以肾气丸加鸡血藤、枸杞子、巴戟天、淫羊藿补益精血，充养血海，不期月经来潮。月经来潮后及时顺应月经周期生理规律，月经后"予"之以肾气丸加补肾药，月经前"夺"之以原方稍加活血催经药，如此治疗 3 个月经周期，俾肾气充、血海盈、月经能按时来潮。

3. 肾气丸治疗妇科术后腰痛案

王某，女，46 岁，2013 年 12 月 8 日初诊。

主诉：子宫肌瘤剔除术后腰痛 4 个月。

患者因多发子宫肌瘤（最大者 64mm×58mm×37mm），于 7 月 12 日行子宫肌瘤剔除术，术后断续腰痛近 4 个月，劳累后加剧。15 岁初潮，术前月经周期 25～27 天，经量多，色红夹块，术后月经周期无变化，经量明显减少，4～6 天干净。末次月经 11 月 30 日。现腰酸腰痛，带下少，纳食尚可,眠安。舌质淡红,苔薄白,脉细尺沉。生育史:孕3产1人工流产2。治以补肾益气,方用肾气丸加味:地黄24g、山药12g、山茱萸12g、茯苓9g、牡丹皮9g、泽泻9g、淡附片3g、肉桂(后下)3g、杜仲12g、续断12g、桑寄生15g、狗脊15g。10剂,水煎服。

2013年12月20日二诊:上药服尽,腰酸腰痛即除。为巩固疗效,上方再进10剂。

按语:妇科术后腰痛在临床上颇为多见,盖因手术斫伐胞脉,损伤冲任,累及肾气,此如《素问·上古天真论》所言"女不过尽七七,而天地之精气皆竭矣"。故以益肾为治,一诊而愈。

(二)胶艾汤

【经典文献】

[条文]师曰:妇人有漏下者,有半产后因续下血都不绝者,有妊娠下血者。假令妊娠腹中痛,为胞阻,胶艾汤主之。(《金匮要略·妇人妊娠病脉证并治》第4条)

[组成]芎䓖　阿胶　甘草各二两　艾叶　当归各三两　芍药四两　干地黄四两

[用法]上七味,以水五升,清酒三升,合煮,取三升,去滓,内胶,令消尽,温服一升,日三服,不差更作。

【解析发挥】

胶艾汤又名芎归胶艾汤,是治疗"胞阻"而见"妊娠下血""腹中痛"的方剂,同时还可以治疗"妇人有漏下者,有半产后因续下血都不绝者",因此是妇科领域应用十分广泛的一张方剂。胶艾汤所治之病症不离寒、瘀二字,寒凝则血瘀,血瘀则痛、则下血,清·魏念庭在《金匮要略方论本义》中分析胶艾汤的组成说:"用芎䓖行血中之凝,阿胶、甘草、当归、地黄、芍药五味全补胞血之虚,艾叶温子脏之血……温经散寒,开凝通阻,而血反止矣。"方中加酒也是着眼于瘀,以其能活血,引药入血分之故。根据患者病症的寒热程度,本方常有多种变化:艾叶生用或炒炭,地黄、白芍生用或制用,艾叶和白芍、地黄的剂量变化,以及酒的取舍。难怪元代医家赵以德在《金匮方论衍义》中感叹胶艾汤道:"调经止崩,安胎养血,妙理无出此方,然加减又必从宜。"妇科血证颇多,如功能性子宫出血、先兆流产、习惯性流产、人工流产后子宫出血、月经过多,妊娠子宫出血、产后恶露不尽、产后子宫恢复不良(复旧不全)等,此类出血性疾病伴有腹痛、贫血且属寒凝血瘀为患的,胶艾汤大有用武之地。

【病案举例】

1. 胶艾汤治疗恶露不绝案

王某,女,27岁,2014年3月27日初诊。

主诉:产后恶露未净72天。

患者产后72天恶露淋漓未净,时有时无,量极少,色暗黑,腰骶坠胀,肛门坠胀隐痛有牵拉感。乳汁尚可。全身怕冷,右侧手腕酸痛,大便秘结,3天一行,纳可。B超检查:子宫内膜厚度8mm。舌淡红,苔薄白,脉细。生育史:孕2产2。治以温经止血,方用胶艾汤加味:阿胶(烊化)9g、艾叶炭9g、地黄12g、白芍12g、当归6g、川芎6g、炙甘草6g、仙鹤草30g、党参12g、地榆炭9g。5剂,水煎服。

2014年4月3日二诊:药进1剂恶露即净,今带中又见极少量淡咖色分泌物,舌脉如上。守上方加黄芩炭6g,5剂。

按语:本案王氏全身怕冷,正是《素问·调经论》云的"阳虚则外寒",恶露不绝72天,虽量极少色黑,但据症可知,此由寒凝所致血瘀。以胶艾汤加仙鹤草、党参、地榆炭,以温经益气止血,果然一诊而效。

2. 胶艾汤治疗经期延长案

黄某,女,24岁,2014年7月27日初诊。

主诉:月经提前5天来潮并淋漓11天未净。

患者口服紧急避孕药后,月经提前5天于7月17日来潮,经量不多,色鲜红,淋漓至今已有11天仍未干净。平素月经基本规则,6~7天/28~30天,经量中等,经色红,小血块,经前腰痛,带下不多,纳可,寐安,二便正常。舌淡红,苔薄白,脉细。生育史:孕2产0人工流产2。治以凉血止血,方用胶艾汤加味:阿胶9g、艾叶炭6g、生地15g、白芍12g、当归6g、川芎6g、甘草6g、栀子9g、侧柏叶15g。5剂,中药配方颗粒剂,开水冲服。

2014年8月2日二诊：经水已净，头晕，舌脉如上。守前方去栀子、侧柏叶，加仙鹤草30g、党参12g，5剂。

按语：本案为口服紧急避孕药后引起的经期延长，虽经量不多，但经色鲜红，以血热论治，故在胶艾汤中用生地，并加栀子、侧柏叶以凉血止血。二诊血止但头晕，考虑经后血虚劳伤，故仍以胶艾汤加党参、仙鹤草以养血益气、补虚升清止头晕。

3. 胶艾汤治疗胎动不安案

吴某，女，26岁，2014年1月20日初诊。

主诉：妊娠58天，阴道少量出血3天。

患者已妊娠58天，3天前家务劳作之后即出现阴道少量出血，持续至今未净，血色呈咖啡色，伴有腰酸腰痛，骶骨坠胀。彩超检查提示宫内孕囊，可见胎心管搏动。舌质淡红，苔白腻，脉滑数。生育史：孕1产0。治以温经和血安胎，方用胶艾汤合寿胎丸加味：阿胶（烊化）9g、艾叶炭9g、地黄12g、白芍9g、当归6g、川芎6g、生甘草6g、菟丝子15g、桑寄生15g、续断12g。3剂，水煎服。

2014年1月24日二诊：阴道出血已净，仍腰酸，舌脉如上。守上方再进5剂。

按语：妊娠早期阴道出血、色咖啡者，亦即《伤寒论》谓之"妊娠下血"，以清法治之常常不能见功，反用温法则屡用屡效，盖妊娠下血本因寒凝血滞所为。本案患者兼有腰酸腰痛、骶骨坠胀，考《素问·脉要精微论》有"腰者，肾之府，转摇不能，肾将惫矣"之言，是因肾气亏虚所致。胶艾汤温经和血，寿胎丸益肾安胎，两方合用，共奏佳效。

（三）炙甘草汤

【经典文献】

[条文]

1. 伤寒脉结代，心动悸，炙甘草汤主之。（《伤寒论·辨太阳病脉证并治》第177条）

2.《千金翼》炙甘草汤一云复脉汤。治虚劳不足,汗出而闷,脉结悸,行动如常,不出百日,危急者十一日死。(《金匮要略·血痹虚劳病脉证并治》附方)

3.《外台》炙甘草汤。治肺痿涎唾多,心中温温液液者。(《金匮要略·肺痿肺痈咳嗽上气病脉证治》附方)

[组成] 甘草四两(炙)　生姜三两(切)　人参二两　生地黄一斤　桂枝三两(去皮)　阿胶二两　麦门冬半升(去心)　麻仁半升　大枣三十枚(擘)

[用法] 上九味,以清酒七升,水八升,先煮八味,取三升,去滓,内胶,烊消尽,温服一升,日三服。一名复脉汤。

【解析发挥】

炙甘草汤虽名曰炙甘草汤,但甘草并非主药,地黄才是主药。本方地黄用量达一斤,为仲景群药之冠,其功用不仅滋阴养血,且能通利血脉;大枣用至30枚之多,亦为群方之最,补气养血,擅治动悸;其他如麦冬、阿胶、麻仁、人参,皆为补益之药。因此,本方是一首重要的滋阴补血的方剂。然而,炙甘草汤虽是滋阴剂,但并不是单纯用静药,而是动静结合,七分阴药(地黄、麦冬、麻仁、阿胶)中尚有三分阳药(桂枝、生姜、人参、大枣),煎药中还加清酒七升,意在引药入血,畅血而行,俾气血流通。这种阴药为体、阳药为用的配伍,避免了呆补的弊端,实为组方之轨范。

炙甘草汤虽为心动悸而设,亦可用于妇科病的月经不调、经少后期或经闭,但必须以气血不足为前提,患者常形体羸瘦,面苍少华,精神疲惫,午后手足心热,月经延后量少,带下少见,舌质淡红,脉象微细无力。

【病案举例】

1. 炙甘草汤治疗漏下案

王某,女,49岁,2013年10月24日初诊。

主诉:反复月经淋漓不净2月余。

患者自2013年8月22日月经来潮后一直淋漓不净,至9月18日始服快诺酮片后血止,服西药期间又于9月30日开始阴道出血,血量中等,色鲜红,夹血块,小腹隐痛。体瘦,乏力,神倦,面苍,唇白,纳呆,时觉面部及全身烘热汗出,汗出后又觉身冷。平时大便偏干结,现已有7天未大解。

舌质淡白,苔薄白,脉细弱。生育史:孕2产2,两侧输卵管已结扎。急以益气温阳、养血止血治之,方用炙甘草汤:地黄30g、人参(另煎)10g、麦冬30g、阿胶(烊化)10g、火麻仁10g、桂枝5g、甘草10g、炮姜5g、仙鹤草30g、天冬15g、侧柏叶15g、大枣6枚。4剂,水煎服。

2013年10月28日二诊,出血已止,大便已通,仍神倦乏力,偶有烘热,舌脉同前,守上方去侧柏叶、炮姜改生姜5g,再进10剂。

按语:本案王氏年届七七,时值天癸将绝、阴阳失衡之际,阴血不足,自生内热,迫血妄行,潮热、出血色红亦为内热之表现;但又神疲、乏力、纳呆、汗出,这是阳虚之兆,故以炙甘草汤补益气血、调补阴阳,炮姜易生姜并加天冬、侧柏叶、仙鹤草,旨在温经、养阴、凉血、收敛而增强止血之力。

2. 炙甘草汤治疗经多心悸案

赵某,女,43岁,2013年11月29日初诊。

主诉:月经量多伴淋漓10余天方净,半年。

患者近半年来月经量多并经期延长10多天,10月份服宫血宁胶囊、妇康片等药月经仍需15天干净。末次月经11月18日,经量多,仍服宫血宁胶囊及妇康片,10天干净。近2天自觉心悸、头晕。刻下面色少华,神疲倦怠,两睑淡白,眠差,怕冷,纳尚可,二便平。舌质淡白,苔薄白,脉细弱。血常规检查示:血红蛋白97g/L;性激素检查提示各项指标均在正常范围内;彩超检查子宫、附件未见明显异常。生育史:孕2产2人工流产2,宫内节育环避孕。急投炙甘草汤加味以温阳养血定悸:地黄(先煎30分钟)30g、党参15g、麦冬15g、阿胶(烊化)9g、火麻仁9g、桂枝12g、甘草6g、仙鹤草30g、酸枣仁30g、生姜(自备)3片、大枣(自备)6枚。4剂,水煎服。

2013年12月3日二诊:心悸明显好转,仍倦怠,眠差,易醒,醒后难再入睡,舌质稍转红,苔薄白,脉细弱,效不更方,守方,5剂。

2013年12月9日三诊:心悸已除,精力好转,一夜能安睡4~5小时,舌脉同二诊,守方减桂枝量至9g再进10剂。

2013年12月25日四诊:末次月经12月16日,经量明显减少,8天干净。睡眠尚好,每夜平均能安睡5~6小时,舌脉同二诊,守三诊方再进10剂。

按语:本案赵氏因经血量过多、气随血脱导致心阴不足、心阳不振而引发心悸,症见面色少华,神疲倦怠,两睑淡白,怕冷。血虚无以养心,还发失眠。以炙甘草汤通阳复脉、滋阴养血，故能定悸、安神。方中桂枝用量较大，是炙甘草汤合桂枝甘草汤加强通阳定悸之力。再加仙鹤草、酸枣仁是取补虚、安神之义。

3. 炙甘草汤治疗宫颈癌全子宫切除术后转移腰痛案

金某，女，63岁，2012年9月29日初诊。

主诉：宫颈癌术后转移放疗后5个月。

患者因宫颈癌于2010年行全子宫切除手术，术后常规行放射治疗。2012年5月因腰痛以腰肌劳损治疗而乏效，CT扫描检查提示癌性骨转移、淋巴结转移，而后又行放疗10次，放疗后体重减轻近10kg。刻下腰酸腰痛，小腹隐痛，面色萎黄，精神萎靡，口干苦，入睡困难，纳食不佳，大便偏干，2～3日一行，鼻腔曾大量出血。舌质略红，苔薄白，脉细略数。投炙甘草汤合小柴胡汤加味：地黄30g、麦冬30g、党参12g、阿胶（烊化）12g、桂枝9g、天冬15g、炙甘草6g、法半夏6g、柴胡6g、黄芩9g、生姜6g、红枣15g。7剂，水煎服。

2012年10月9日二诊：食欲增加，睡眠香，精神好转，大便正常，鼻腔未见出血。仍时觉腰酸痛，舌脉同前，守上方10剂。

后以此方间断调理小半年，患者整个精神面貌大有好转，生存质量得以改善。

按语：肿瘤病人经过手术、化疗、放疗后常常表现形体消瘦干枯，动辄气喘心慌，大便干结，病情进入虚劳阶段。炙甘草汤以阿胶、地黄、麦冬、麻仁、大枣、甘草补益营血，人参、桂枝、生姜、黄酒补益卫气，合之则气血双补，阴阳同调，是病久气血损伤、虚弱赢瘦患者恢复体质的上上之选。只要患者食欲尚佳，都可用炙甘草汤以调理体质，改善生存质量。

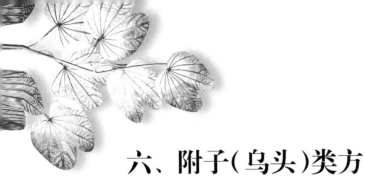

六、附子(乌头)类方

　　恽铁樵说:"附子最有用,亦最难用。""最有用"是说附子能够追复散失之元阳,救人于危急存亡之际,被称为回阳救逆第一品药;附子又能引药通行十二经,内温脏腑骨髓,外暖筋肉肌肤。历史上的许多名医都擅用附子救治危急重症,如明代浙江名医严观、近代四川名医祝味菊和现代云南名医吴佩衡、山西名医李可等。但附子又"最难用",这是因为一则附子的应用范围虽然广泛,但附子适用证难以辨识,不是在危急之际错失良机,就是因为治不对证而不见功效;二则附子有毒,如果用不对证,不仅无效,反而会出现毒副反应。所以,应用附子必须符合附子适用指征、配伍规律,还应谨慎考虑药物品种、服用剂量与方法、煎煮时间等。

　　《神农本草经》谓附子:"主风寒咳逆邪气,温中,金疮,破癥坚积聚,血瘕,寒湿踒躄,拘挛膝痛,不能行步。"从《伤寒论》用附子的条文来看,附子多用于严重的呕吐、腹泻,以及大量出汗、大失血以后导致的以精神萎靡、脉微弱或脉沉伏不出、四肢厥冷为主要特征的危急重症。人体之中虽阴阳互根互用,但始终以阳气为主导,此即所谓"阳主阴从"也。《素问·生气通天论》云:"阳气者若天与日,失其所则折寿而不彰,故天运当以日光明,是故阳因而上,卫外者也。"人体经大吐、大泻、大汗或大失血后,气随津脱,阳气衰亡。由于阳气是人身生命之原动力,阳气衰微无以温煦则阴寒内盛,阳气衰微无以气化则水湿内停,阳气衰微无以行血则瘀血内阻,阳气衰微无以通利则闭阻而痛。附子辛温大热,其性善走,振奋阳气,是温里散寒、破癥消坚、助阳行水、补火止痛的良药。紧紧把握附子的"精神萎靡""脉微弱或脉沉伏不出"及"四肢厥冷"阳气衰微表象特征,剂量适度,配伍得当,煎煮有法,附子可以用治于临床各科病症。《本草正》

有云附子"因其善走诸经……除表里沉寒……妇人经寒不调"，李东垣亦说附子"除脏腑沉寒，三阴厥逆……治经闭，补虚散壅"。因此，妇人可不禁附子，尤其是沉寒痼冷所致之疾患，用附子是为必选亦是首选。

乌头和附子同宗同源，均是毛茛科植物乌头的块根，只不过乌头为母根而附子为旁生。在临床上，温阳、回阳多用附子，而寒痹、疼痛多用乌头。

（一）四逆汤（白通汤）

【经典文献】

［条文］

1. 伤寒脉浮，自汗出，小便数，心烦，微恶寒，脚挛急，反与桂枝，欲攻其表，此误也，得之便厥。咽中干，烦躁吐逆者，作甘草干姜汤与之，以复其阳。若厥愈足温者，更作芍药甘草汤与之，其脚即伸。若胃气不和，谵语者，少与调胃承气汤。若重发汗，复加烧针者，四逆汤主之。（《伤寒论·辨太阳病脉证并治》第29条）

2. 伤寒，医下之，续得下利清谷不止，身疼痛者，急当救里；后身疼痛，清便自调者，急当救表，救里宜四逆汤，救表宜桂枝汤。（《伤寒论·辨太阳病脉证并治》第91条）

3. 病发热，头痛，脉反沉，若不差，身体疼痛，当救其里，四逆汤方。（《伤寒论·辨太阳病脉证并治》第92条）

4. 脉浮而迟，表热里寒，下利清谷者，四逆汤主之。（《伤寒论·辨阳明病脉证并治》第225条）

5. 少阴病，脉沉者，急温之，宜四逆汤。（《伤寒论·辨少阴病脉证并治》第323条）

6. 少阴病，饮食入口则吐，心中温温欲吐，复不能吐，始得之，手足寒，脉弦迟者，此胸中实，不可下也，当吐之。若膈上有寒饮，干呕者，不可吐也，当温之，宜四逆汤。（《伤寒论·辨少阴病脉证并治》第324条）

7. 大汗出，热不去，内拘急，四肢疼，又下利厥逆而恶寒者，四逆汤主之。（《伤寒论·辨厥阴病脉证并治》第353条）

8. 大汗，若大下利而厥冷者，四逆汤主之。（《伤寒论·辨厥阴病脉证

并治》第 354 条）

9. 下利腹胀满，身体疼痛者，先温其里，乃攻其表。温里宜四逆汤，攻表宜桂枝汤。（《伤寒论·辨厥阴病脉证并治》第 372 条）

10. 呕而脉弱，小便复利，身有微热，见厥者，难治，四逆汤主之。（《伤寒论·辨厥阴病脉证并治》第 377 条）

11. 吐利汗出，发热恶寒，四肢拘急，手足厥冷者，四逆汤主之。（《伤寒论·辨霍乱病脉证并治》第 388 条）

12. 既吐且利，小便复利而大汗出，下利清谷，内寒外热，脉微欲绝者，四逆汤主之。（《伤寒论·辨霍乱病脉证并治》第 389 条）

13. 少阴病，下利，白通汤主之。（《伤寒论·辨少阴病脉证并治》第 314 条）

14. 少阴病，下利，脉微者，与白通汤。利不止，厥逆无脉，干呕，烦者，白通加猪胆汁汤主之。服汤，脉暴出者死，微续者生。（《伤寒论·辨少阴病脉证并治》第 315 条）

[组成]

四逆汤

甘草二两（炙）　干姜一两半　附子一枚（生用，去皮，破八片）

白通汤

葱白四茎　干姜一两　附子一枚（生，去皮，破八片）

[用法]

四逆汤：上三味，以水三升，煮取一升二合，去滓，分温再服。强人可大附子一枚，干姜三两。

白通汤：上三味，以水三升，煮取一升，去滓，分温再服。

【解析发挥】

四逆汤以附子配干姜，大大加强了温阳散寒的作用，用于治疗临床表现出一派阳虚寒盛的状态，如四肢厥冷、恶寒、精神萎靡、脉沉微弱等，是治疗少阴寒证的代表方剂。《伤寒论》对四逆汤主治少阴寒证时出现的兼症及病情轻重变化指出了不同的方证变化：如白通汤、通脉四逆汤、茯苓四逆汤和四逆加人参汤。其中白通汤即四逆汤去甘草，减少干姜用量，再加葱白而成，主治阴寒盛于下焦，下利颇甚，阴液损伤，急需通阳破阴者；

通脉四逆汤在四逆汤的基础上加重姜、附用量，主治除"少阴四逆"外，更有"身反不恶寒，其人面色赤，或腹痛，或干呕，或咽痛，或利止脉不出"等，是阴盛格阳，真阳欲脱之危象；四逆加人参汤是在四逆汤中加大补元气之人参，可以益气固脱，使阳气回复，阴血自生，主治凡四逆汤证而同时兼见气短、气促者；茯苓四逆汤又在四逆加人参汤中使用了大量的茯苓，因茯苓养心宁神之功，可以用治"发汗，若下之，病仍不解"的阳虚厥逆烦躁者。

【病案举例】

1. 白通汤治疗人工流产后小腹寒冷案

刘某，女，30岁，2013年12月20日初诊。

主诉：药物流产并行清宫术后小腹冷6个月。

患者平素月经规则，6～7天/28～32天，经量不多，经色鲜红，夹小血块，经前常有乳房胀，行经时小腹坠胀，带下不多。末次月经12月10日。今年6月份因孕54天行药物流产并清宫术，因手术室开放冷气，术中失于防护，术后即觉小腹冷，全身冷。持续至今仍全身怕冷，小腹尤其冷若冰霜，需用暖宫贴或热水袋敷之则舒。其间服过高丽参、阿胶之品，但疗效甚微。常腰酸，大便稀，日行1～2次，饮食少，睡眠差，多梦，白天精神状态不佳，手足冷，每晚必用电热毯。舌淡白质润，边有齿痕，苔薄白，脉细弱尺沉。生育史：孕4产2人工流产2。避孕套避孕。治以温阳散寒，方用白通汤合桂枝加桂汤加味：附片9g、干姜9g、葱白9g、桂枝15g、炒白芍9g、生姜6g、大枣6g、炙甘草6g、党参12g、鹿角霜9g、首乌藤30g。5剂，中药配方颗粒剂，开水冲服。

2013年12月25日二诊：小腹冷感明显减轻，大便能成形，做梦减少，睡眠质量提高，白天也有精神。仍有腰酸，舌脉如上，守上方加巴戟天9g、续断12g，7剂。

按语：小腹为胞中所在之地，小腹冷者，多为胞中宫寒之兆，是因"脏腑虚弱，风冷邪气乘之"之故。白天精神不佳、手足冷、脉细弱尺沉，皆是阳气虚衰、阴寒内盛的少阴寒证之象；少阴肾阳虚寒，太阴脾亦无阳以运化水谷及水湿，故纳少、大便稀、舌边有齿痕；少阴心失所养，故寐差多梦。以白通汤合桂枝加桂汤温通阳气，加党参健脾补益气血、首乌藤养血安神，故能一诊症减，二诊加巴戟天、续断温补肾阳，阳虚沍寒得以冰释。

2. 四逆加人参汤治疗不孕案

邹某,女,30岁,2013年3月7日初诊。

主诉:婚后未避孕未孕2年余。

患者平素月经规则,6~7天/26~28天,经量中等,经色红,夹小血块,无明显痛经,无经前乳房胀痛,带下一般,经间期有锦丝带下。末次月经3月1日。平时较常人怕冷,手足不温,常腰酸,时头痛,纳食尚可,大便偏干。舌质淡白,边有齿痕,苔薄白,脉细尺沉。外院输卵管碘油造影显示两侧输卵管通畅,也曾监测过卵泡,提示有卵泡但发育不良。治以温阳散寒,益精填髓,方用四逆加人参汤合佛手散加味:附片(先煎)12g、干姜9g、炙甘草6g、党参12g、当归9g、川芎6g、紫石英15g、蛇床子15g、鹿角胶(烊化)9g、紫河车3g。7剂,水煎服。

2013年3月14日二诊:怕冷好转,手足较前略有转温,昨日已出现锦丝带下。大便仍干,2天未解,舌脉同上,上方去紫河车加肉苁蓉15g,7剂。嘱择期同房。

2013年4月8日三诊:月经逾期未至,今早自行尿检,发现HCG(+),转方白术散加味保胎调理。

按语: 本案邹氏不孕属原发性不孕,脉症相合,究其本源,应是阳虚内寒。阳气衰微,精卵生长缓慢,不能成熟,自然不得受孕。以四逆加人参汤温阳益气,合佛手散调气补血活血,加紫石英、蛇床子、鹿角胶、紫河车补肾助阳以益精填髓,促进卵子生长成熟。二诊因大便干结,加肉苁蓉润肠通便,配合择期同房,阴阳和故能有子。

3. 茯苓四逆汤治疗月经过多案

林某,女,49岁,2014年7月13日初诊。

主诉:月经紊乱2年。

患者平素月经常后推,1~3个月一潮,10天左右方净,经量多,经色紫暗,夹血块。近2年来,月经极不规律,或数月不行,偶然来潮,开始量大如崩,后则淋漓至数十日方尽。外院诊为子宫内膜增生症,曾行诊刮术2次。末次月经推迟20多天于7月10日来潮,开始经多如涌,经色鲜红,今量稍减,经色红,时夹血块。面色苍白,神倦乏力,四末逆冷,头晕重,心烦,腰痛,小腹坠胀。纳食不佳,寐欠安,多梦,二便正常。舌淡嫩白,苔薄白,脉细。治以温经益气、回阳救逆,方用茯苓四逆汤加味:淡附片

6g、炮姜 6g、茯苓 15g、人参 9g、炙甘草 6g、阿胶 9g、仙鹤草 30g、荆芥炭 9g、艾叶炭 9g、血余炭 6g、三七 3g。3 剂，中药配方颗粒剂，开水冲服。

2014 年 7 月 16 日二诊：药后大下血块甚多，现经血大大减少为将净趋势。心烦不再，睡眠好转，仍头晕、腰酸，舌脉同前，上方去血余炭、三七，加黄芪 15g、续断 15g，7 剂。

2014 年 7 月 23 日三诊：上药服至 2 剂经血即净，头晕、腰酸好转，舌脉同前，二诊方去茯苓、艾叶炭，炮姜改干姜 6g，再进 7 剂。

2014 年 8 月 20 日四诊：末次月经 8 月 18 日，经量较前明显减少，现已行经第 3 天，量不多，色红，腰酸，但头晕不明显，舌淡红质润，边有齿痕，苔薄白，脉细尺沉，仍以四逆加人参汤合胶艾汤加味治之：淡附片 6g、炮姜 6g、人参 6g、炙甘草 6g、阿胶 9g、当归 9g、川芎 6g、白芍 9g、地黄 15g、艾叶炭 6g。3 剂，中药配方颗粒剂，开水冲服。

按语：失血是妇科的一大危候，为《灵枢·五禁》中的五夺之一，即"新产及大血之后"，临证中不可不慎。妇人崩淋急症，气随血亡，阳随阴脱，此时若仍拘泥于见血止血，则难能挽生灵于坦途，必以温阳益气、固脱止血为要务。茯苓四逆汤有附子、干姜二味回阳救逆，又有人参、茯苓二味益气健脾宁神，是以温经摄血之力更甚于一般止血之品。由于患者多次因子宫内膜增生而行诊刮术，需考虑有瘀血内阻之弊，且患者此次月经血中夹块，正是瘀血所致，故合三七、血余炭以化瘀生新。血止之后，遵《素问·至真要大论》"损者温之"之训，仍以四逆加人参汤再加黄芪、续断以补气血，则使阳气振奋、阴霾自去，恢复月经规律。

4. 四逆加人参汤治疗宫颈癌术后并放疗后白细胞减少症案

李某，女，46 岁，2014 年 5 月 20 日初诊。

主诉：宫颈癌术后行放疗后致白细胞减少 4 年余。

患者于 2011 年发现宫颈癌，行手术切除并放射治疗，后查血白细胞一直低下，长期口服利可君片、维生素 B_{12} 片，白细胞依然维持在（2.2～2.5）× 10^9/L。鹿茸、阿胶、红参服用无数，仍常年容易感冒，神疲乏力。来诊时神倦，语声低微，面色㿠白，头晕，怕冷，四肢不温，饮食尚好，二便正常，睡眠欠佳，多梦。舌质淡白，苔薄白，脉细弱。治以温阳益气生血，方用四逆加人参汤合当归芍药散加味：附片（先煎）9g、干姜 6g、炙甘草 6g、人参（另煎）9g、当归 9g、川芎 6g、炒白术 12g、炒白芍 15g、泽泻 9g、茯神 12g、鹿角胶(烊化)9g、炙黄芪15g。7剂,水煎服。停利可君等西药。

2014年5月27日二诊:精神好转,睡眠做梦减少。今查血常规白细胞升至3.2×10^9/L,患者异常高兴,说术后白细胞从未高过3.0×10^9/L。舌脉同前,效不更方,守方再进7剂。

2014年6月5日三诊:服中药后未出现头晕,手足得温,睡眠好。再查血常规白细胞3.9×10^9/L。舌脉同前,原方再服7剂。

后服本方巩固维持至2014年7月20日,白细胞稳定在($4.1 \sim 4.5$)$\times 10^9$/L,遂停药。

按语: 白细胞减少是宫颈癌放、化疗后常见不良反应,临床容易发生感染和出现疲乏、无力、头晕、食欲减退等非特异性症状。本案李氏数经手术、放疗损伤,引发机体阳气不足又阴寒内盛之征,其中神倦乏力、怕冷、四肢不温、脉细弱是表象,白细胞减少是内症。以四逆加人参汤温阳益气,当归芍药散补血生血,再加鹿角胶、炙黄芪升阳生发,能使阴寒尽散,阳气充盛,血液自生。

(二)黄土汤

【经典文献】

[条文] 下血,先便后血,此远血也,黄土汤主之。(《金匮要略·惊悸吐衄下血胸满瘀血病脉证治》第15条)

[组成] 甘草 干地黄 白术 附子炮 阿胶 黄芩各三两 灶中黄土半斤

[用法] 上七味,以水八升,煮取三升,分温二服。

【解析发挥】

黄土汤是首寒热并用、标本兼顾、刚柔相济的止血方剂,临床上用于治疗局部结热但整体体质虚寒而表现为寒热胶结的急慢性出血,清人唐容川《血证论》认为此方乃"下血崩中之总方",提示本方不仅适用于便血,吐、衄、崩中等亦可应用。

何以唐容川认为妇科血证以黄土汤为总方?只缘临床单纯寒证或单

纯热证极少，妇科血证多由寒热胶结所致。素体阳虚寒胜，或嗜食冷饮，喜食生冷食物，或外感寒邪，由表入里，或久居寒凉之地而失于防护，或久病伤阳，或误用、过用寒凉药物，或多种疾病导致阳虚生寒等均是内寒形成的原因。素体火热内盛，或嗜食辛辣厚味，喜食热烫食物，或外感热邪，由表入里而化热，或情绪不畅，气郁化火，或病程日久，痰湿、瘀血化热，或阴虚火旺，或误用、过用燥热药物等均是内热形成的原因。加之妇人有月经、生产的生理失血而暗耗气血。单纯寒热进一步发展，病程日久，往往演变为寒热错杂、寒热并见。素体虚寒而嗜食辛辣厚味，或过用温热类药物，可以导致寒热错杂；或本是寒病，但用热药不当，寒邪未尽去，邪热已中生，或因炎症等用寒凉药日久，方法不当，也易导致寒热并见。

《伤寒论》中寒热并用的方剂并不少见，如半夏泻心汤、乌梅丸、柴胡桂枝干姜汤、大黄附子细辛汤等。金代李东垣也是寒热并用的高手，他在《兰室秘藏》中收录了四十多个寒热并用方，并且几乎每方都有补气益脾药物，这是因为"欲通上下、交阴阳必和其中"。黄土汤以附子温阳，以黄芩清热，而又以白术、甘草益气，可以令"中气得和，上下得通，阴阳和平"，再加地黄、阿胶养血止血，黄土收摄止血，故可用治一切出血证属寒热胶结者。

黄土汤中灶心黄土年久无货，且日后也无以继用。据清人陈修园经验，以赤石脂代灶心土，"其效如神"。盖赤石脂味甘、涩，性温，功能收敛止血止带，与灶心黄土功效相近，《名医别录》亦称赤石脂主"女子崩中、漏下"，妇科血证用黄土汤，以赤石脂代灶心土似乎更适合。

【病案举例】

1. 黄土汤治疗恶露不绝案

林某，女，29岁，2014年5月22日初诊。

主诉：产后恶露一直未净2个月余。

患者3月20日顺产后阴道出血至今未净已有2个月余，血量时多时少，色淡红或淡黄如洗肉水，小腹隐痛，偶有腰酸。产后按期彩超检查未发现子宫及附件异常。哺乳，但乳汁略有不足，晚上需人工喂养。饮食可，二便平，睡眠安，舌质略红，苔薄白，脉细。此为产后子宫复旧不全，治以温阳健脾、益气止血，方用黄土汤合柏叶汤加味：赤石脂15g、附片

（先煎）6g、白术 12g、地黄 15g、阿胶（研末冲服）6g、黄芩 9g、甘草 6g、艾叶炭 9g、侧柏叶 12g、炮姜 6g、党参 12g。5 剂，水煎服。

2014 年 5 月 27 日二诊：药进 2 剂出血即止。现大便偏结，2 日未解，想催乳增加奶量。舌脉如前，转葛根汤加味：麻黄 6g、桂枝 6g、白芍 15g、甘草 6g、葛根 30g、党参 15g、白术 30g、生姜（自备）3 薄片、大枣（自备）3 枚。5 剂，水煎服。

按语：本案林氏恶露不绝，根据脉症分析，应是脾阳不振、阴血不足、内有虚热所致，以寒温并用的黄土汤合柏叶汤，使热清寒祛，血脉平复，再加益气之党参，更得中气和、上下通以至阴阳和平，出血自止。

2. 黄土汤治疗年老经水复行案

李某，女，64 岁，2013 年 10 月 19 日初诊。

主诉：绝经 14 年，阴道出血 22 天。

患者 50 岁绝经，22 天前阴道出血。曾在当地三甲医院住院治疗 15 天，排除恶性肿瘤，各种止血治疗仅获小效，阴道出血时有时无。就诊时面色㿠白，神疲倦怠，阴道出血量较多，色鲜红，腰酸痛，口淡纳差，睡眠多梦，二便正常。舌质淡红，尖略红，边有齿痕，苔薄微黄，脉细略数。血常规检查：白细胞 5.3×10^9/L，红细胞 3.1×10^{12}/L，血红蛋白 76g/L，血小板 253×10^9/L。法当温阳健脾、养血止血，方用黄土汤合柏叶汤加味：赤石脂 30g、附片 9g、白术 12g、地黄 15g、阿胶 9g、黄芩 9g、甘草 6g、艾叶炭 9g、侧柏叶 15g、炮姜 6g、人参 6g、仙鹤草 60g。3 剂，中药配方颗粒剂，开水冲服。

2013 年 10 月 22 日二诊：服药后出血量逐渐减少，今早已未见出血。精神、饮食、睡眠较前好转，仍有腰酸，舌质淡红，边有齿痕，苔薄白，脉细。上方去柏叶汤加制首乌 15g、黄精 15g，再进 5 剂。

2013 年 10 月 27 日三诊：近 5 天内未见出血，腰酸明显好转，舌脉同前，守二诊方仙鹤草减至 30g 再进 7 剂。

2013 年 11 月 10 日四诊：自血止之后一直未再出血，自觉身体状态很好，遂以三诊方 7 剂调理巩固。

按语：《傅青主女科·年老经水复行》中说："妇人有年五十外或六七十岁，忽然行经者，或下紫血块，或如红血淋，人或谓老妇行经，是还少之象，谁知是血崩之渐乎？夫妇人至七七之外，天癸已竭，又不服济阴补阳之药，如何能精满化经，一如少妇？然经不宜行而行者，乃肝不藏、脾不统之故也。"黄土汤以附子、白术、甘草温阳益气、助脾统血,以地黄、阿胶养血协肝藏血,以黄芩清热调肝并止血,故能阴阳平复而血自止。

(三)附子汤

【经典文献】

[条文]

1. 少阴病,得之一二日,口中和,其背恶寒者,当灸之,附子汤主之。(《伤寒论·辨少阴病脉证并治》第304条)

2. 少阴病,身体痛,手足寒,骨节痛,脉沉者,附子汤主之。(《伤寒论·辨少阴病脉证并治》第305条)

3. 妇人怀娠六七月,脉弦发热,其胎愈胀,腹痛恶寒者,少腹如扇,所以然者,子脏开故也,当以附子汤温其脏。(《金匮要略·妇人妊娠病脉证并治》第3条)

[组成] 附子二枚(炮,去皮,破八片)　茯苓三两　人参二两　白术四两　芍药三两

[用法] 上五味,以水八升,煮取三升,去滓,温服一升,日三服。

【解析发挥】

附子汤由附子、茯苓、白术、白芍、人参组成,有温补脾肾、祛寒化湿、暖宫安胎的作用。本方组成只与真武汤相差一味药物,但功效截然不同,真武汤用姜不用参,重在温散水气;附子汤用人参,并倍用白术、附子,意在温补肾阳,是治疗素体阳气不足、复感寒湿之邪所致四肢经脉气血运行不畅的良方。妇科盆腔炎、带下病、月经后期及子宫脱垂等属脾肾阳虚、寒湿内阻者可考虑本方。《金匮要略·妇人妊娠病脉证并治》用附子汤治"妇人怀娠六七月……腹痛恶寒者,少腹如扇",也是取其温散寒湿、健脾和营之功。

【病案举例】

1. 附子汤治疗妊娠腹痛案

章某,女,27岁,2014年7月12日初诊。

主诉：妊娠 7 个月，腹痛 15 天。

患者妊娠将近 7 个月，脐下腹痛半个月，本院妇产科拟"不规律宫缩、先兆早产"收入住院治疗，经用硫酸镁等药物治疗 5 日间有小效，遂求助中医会诊。刻下脐下腹部冷痛，下坠感，夜间尤其，按之痛减，带下量多，质稀如水。身冷怕风，不敢吹冷气，面色㿠白，神倦乏力，脚踝微肿，纳差、便溏。舌质淡白胖嫩，边有齿痕，苔水滑，脉细沉滑。治以暖宫散寒、化湿止痛，方用附子汤合四逆汤加味：附片 15g、炒白术 12g、炒白芍 9g、党参 12g、茯苓 12g、干姜 9g、甘草 6g、当归 9g、桂枝 9g、乌药 9g。3 剂，中药配方颗粒剂。

2014 年 7 月 15 日二诊：药进 1 剂腹痛即减，现腹痛隐隐，大便成形，脚肿渐消，恶风身冷明显改善。舌苔水滑减轻，余如前。守方再进 3 剂。

2014 年 7 月 18 日三诊：腹痛已止，带下明显减少，脚肿亦消。舌质淡白胖嫩，边有齿痕，苔薄白，脉细沉滑。原方稍做调整以资巩固：附片 9g、炒白术 9g、炒白芍 9g、党参 12g、茯苓 12g、干姜 6g、甘草 6g、当归 9g、桂枝 9g。5 剂。

按语：本案章氏素体阳气不足，阳虚不足温煦全身，则见身冷、恶风、面色㿠白；阳虚不足以养胎，故有早产之象；阳虚无以温化水湿，寒湿内聚则舌质胖嫩、边有齿痕、舌苔水滑；寒湿阻滞气机则腹痛。对此阳虚寒湿之证，《金匮要略》明言"当以附子汤温其脏"。故以附子汤温经祛寒兼能利湿，以四逆汤加强温助阳气以散寒，再加桂枝温经通阳并合白芍调和营卫，加当归养血行血通利经脉，加乌药温肾顺气。诸方药合之能使阴寒得散、阳气得充，气血流畅，俾胞宫暖、腹痛止、胎元安。

2. 附子汤治疗带下过多案

王某，女，20 岁，2014 年 10 月 9 日初诊。

主诉：带下过多 10 天。

患者智力低下，自幼被父母遗弃，祖母怜之，细心抚养。祖孙二人一老一弱，全靠政府低保、捡废品换钱度日。患者于 10 天前被发现带下量多，质稀如水样，湿透裤裆，气腥。祖母代诉知患者 17 岁月经初潮，平素月经尚规律，末次月经 9 月 20 日。问及患者身体有何不适，患者一脸茫然，无以对答。观其舌淡白、苔白滑，脉细沉，姑拟温阳固涩之法，方用附子汤加味：附片（先煎）9g、炒白术 9g、炒白芍 9g、党参 12g、茯苓 12g、车前子15g、山茱萸15g。5剂,水煎服。

2014年10月14日二诊:连服2剂后带下大减,现带下不多,质仍稀,守方再进5剂。

2014年10月30日三诊:末次月经10月18日,7天干净。观察数日,带下已止,裤裆干爽。原方去车前子,7剂善后。

按语: 本案王氏智力低下,是因先天不足所致,加之命运多舛,又后天失养。脾肾虚弱,阳气不充,寒湿滞下,故发带下清稀。附子汤能温经祛湿,加车前子仿"利小便而实大便"之意以利湿止带,山茱萸温肾助阳且收涩止带,药味不多,但功专效宏,故能快速起效。

(四)赤丸

【经典文献】

[条文] 寒气厥逆,赤丸主之。(《金匮要略·腹满寒疝宿食病脉证治》第16条)

[组成] 茯苓四两　半夏四两(洗,一方用桂)　乌头二两(炮)　细辛一两(《千金》作人参)

[用法] 上四味,末之,内真朱为色,炼蜜丸如麻子大,先食酒饮下三丸,日再夜一服;不知,稍增之,以知为度。

【解析发挥】

《素问·举痛论》曰:"寒气入经而稽迟,泣而不行,客于脉外则血少,客于脉中则气不通,故卒然而痛。"赤丸是治疗"寒气厥逆"腹痛的方剂,方中乌头逐寒通阳,细辛温阳化饮,半夏、茯苓燥湿化痰除饮,以药测证,所治当系寒痰或寒饮或寒湿为患。寒湿是痛经最常见的病因,以赤丸移治寒湿痛经,甚为合理。本方"内真朱为色",真朱即朱砂,因其色赤,真朱为色,其丸为赤色,故名赤丸。朱砂有毒,今多弃之。

赤丸原方炮乌头可用炮附子代替,原乌头、附子本为同种,况附子燥烈之性较乌头轻。《本草经集注》谓半夏反乌头,实为谬言。仲景方中多有半夏与乌头、半夏与附子合用方剂,如乌头赤石脂丸、附子粳米汤。《伤寒论》小青龙汤方的加减有"若噎者,去麻黄,加附子一枚,炮",《金匮要略》竹叶汤方加减有"产后中风,发热,面正赤,喘而头痛,竹叶汤主之……呕者,加半夏半升洗",均出现附子与半夏配伍。后世医籍《备急千金要方》中半夏汤、附子五积散,《太平惠民和剂局方》半夏散方,《证治准绳》控涎丸,《张氏医通》附子散等,均用附子与半夏同用治疗病机为虚寒、痰湿的疾病。李时珍在《本草纲目》附子条附方中引载:"胃冷有痰,脾弱呕吐。生附子、半夏各二钱,姜十片,水二盏,煎七分,空心温服。"用治脾胃虚寒,痰饮上逆之呕吐。虽然附子、半夏均有毒性,但如此用法,两药相反相成,可起回阳散寒、温通化痰、消痞散结之效,使寒痰荡尽而阳气恢复,疗效快捷。近代《丁甘仁医案》中附子配半夏者多达50多处,其治疗病种包括痰饮、肿胀、痢疾、哮喘、痹证等。刘沛然以半夏配伍附子,治凡有冷痰之证,疗效甚佳,而尚未发现不良反应,并指出:"半夏附子合用对阳虚寒痰冷饮的病证能斩关夺将,使阳气回,寒痰化,沉疴起,病邪除。"前人诸多治验,可知乌头、附子是可与半夏同用的。

【病案举例】

赤丸合方治疗痛经案

黄某,女,28岁,2013年12月14日初诊。

主诉:经行腹痛13年。

患者13岁初潮,自15岁起即行经腹痛,至今已有13年。每次月经来潮后即小腹疼痛剧烈,伴恶心呕吐,冷汗自出,四肢不温,大便稀,日3~4行,腹部喜温喜按,腰部酸痛,持续2~3天诸症好转,至经期结束,诸症若失。多方求治,疗效不显,且有疼痛加剧趋势。平素月经30~34天1行,6~7天干净,经量正常,经色暗红,夹有血块,经前乳房胀痛,白带不多,末次月经11月28日。现纳食一般,大便偏软,睡眠欠安,梦多。舌淡白质润,边有齿痕,苔薄白,脉细。生育史:孕1产0人工流产1。外院彩超检查排除子宫内膜异位症。治以温经散寒,方用赤丸合当归四逆汤加味:茯苓12g、制川乌6g、半夏9g、当归9g、桂枝9g、炒白芍9g、川木通6g、炙甘草6g、大枣6g、干姜6g、吴茱萸9g。7剂,中药配方颗粒剂,开水冲服。

2013年12月21日二诊:药后觉全身有暖流自胃脘散开,四肢转温。服药的前2日大便水样,但解后觉舒,现大便能成形。正值经前,舌脉如上，共书两张处方：①月经前守上方加川芎 9g，再进 7 剂。②月经期改：当归 9g、桂枝 9g、炒白芍 9g、川木通 6g、细辛 3g、炙甘草 6g、大枣 6g、三棱 9g、莪术 9g、肉桂 6g，3 剂。

2014 年 1 月 12 日三诊：末次月经 12 月 30 日来潮，疼痛大减，伴随恶心汗出便溏亦减轻，仍有血块。舌质转淡红，齿痕缩小，苔薄白，脉仍细，寒湿之邪犹在，仍需乘胜追击，以首诊方 10 剂巩固。

后在经期以二诊 2 号方、经后以首诊方调治近 4 个月经周期，经痛临床治愈。观察半年，未见经痛反复。

按语：本案黄氏痛经宿疾，病程漫漫长达十数年，且屡治乏效，行经即小腹冷痛、冷汗自出、四肢不温、喜温喜按、大便稀溏、经血夹块，太阴少阴厥阴之沉寒痼冷由此可知。寒凝瘀滞，当温经散寒，方能通胞络、止疼痛。经后以赤丸合当归四逆汤加味，两方相辅，专攻太、少、厥三阴之寒，经期加三棱、莪术因势利导破血逐瘀，效宏力专，终使顽疾得愈。

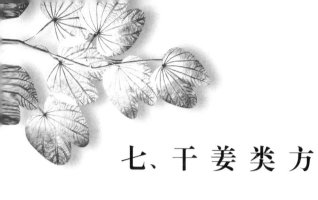

七、干姜类方

干姜是姜科植物姜的干燥根茎，主产于四川、湖南等地。《神农本草经》谓干姜主"胸满咳逆上气，温中止血，出汗，逐风湿痹，肠澼下利"。《伤寒论》入 24 方次，《金匮要略》入 32 方次，纵观仲景干姜类方，从甘草干姜汤到小青龙汤，再到大建中汤、甘姜苓术汤，干姜主治多涎唾而不渴者。涎唾即唾液及痰涎，多涎唾者，即口内唾液较多或咳吐痰涎较多。干姜味辛性热，治疗里寒所致的涎唾量多、清稀透明或多泡沫，患者多无口渴感，或虽渴而所饮不多。此类里寒证往往是素体阳虚或素有寒饮者，在感寒受凉、疲劳、久病及暴食冷饮、过服寒凉药等诱因的促动下而发生，临床表现除有多涎唾而不渴者外，往往恶寒喜热、面色青黄、肢冷身寒、声低气微、舌淡白、苔白腻，并以腹泻、呕吐或咳嗽气喘，或腰部冷痛、骨关节疼痛等为特征，部分病症还伴有出血。

（一）理中丸（汤）

【经典文献】

[条文]

1. 霍乱，头痛发热，身疼痛，热多欲饮水者，五苓散主之。寒多不用水者，理中丸主之。（《伤寒论·辨霍乱病脉证并治》第 386 条）

2. 大病差后，喜唾，久不了了，胸上有寒，当以丸药温之，宜理中丸。（《伤寒论·辨阴阳易差后劳复病脉证并治》第 396 条）

3. 胸痹心中痞，留气结在胸，胸满，胁下逆抢心，枳实薤白桂枝汤主

之;人参汤亦主之。(《金匮要略·胸痹心痛短气病脉证治》第5条)

[**组成**] 人参　干姜　甘草(炙)　白术各三两

[**用法**] 上四味,捣筛,蜜和为丸,如鸡子黄许大。以沸汤数合,和一丸,研碎,温服之,日三四,夜二服。腹中未热,益至三四丸,然不及汤。汤法:以四物依两数切,用水八升,煮取三升,去滓。温服一升,日三服。若脐上筑者,肾气动也,去术加桂四两;吐多者,去术加生姜三两;下多者还用术;悸者,加茯苓二两;渴欲得水者,加术,足前成四两半;腹中痛者,加人参,足前成四两半;寒者,加干姜,足前成四两半;腹满者,去术,加附子一枚。服汤后,如食顷,饮热粥一升许,微自温,勿发揭衣被。

【解析发挥】

干姜合人参、白术、甘草,各药等份以蜜制丸,便是著名的理中丸,如以各药饮片直接煮取汤液,便是理中汤,《金匮要略》亦称之为人参汤。理中汤是治疗太阴虚寒的主要方剂,其中人参、白术、甘草补虚,干姜温中散寒,用于寒邪直中太阴、脾阳不振,出现食欲不佳、心下痞硬、大便稀溏、恶心呕吐等胃肠道功能紊乱及肌肉松软、精神萎靡、声低气弱等全身功能低下的病症。比如《备急千金要方》用治霍乱吐下、胀满、食不消化、心腹痛;《赤水玄珠》用治小儿吐泻后,脾胃虚弱、四肢渐冷,或面有浮气、四肢虚肿、目合不开;《三因极一病证方论》则用治伤胃吐血。由此可见,理中汤还可以治疗出血性疾患,但这类出血疾患一般出血量不多,且血色暗淡,并必须同时符合上述胃肠道功能紊乱及全身功能低下的特征,亦即证属太阴中焦虚寒者。

【病案举例】

1. 理中汤合方治疗经行泄泻案

高某,女,24岁,2013年12月22日初诊。

主诉:经前腹痛腹泻1年余。

患者平素月经规律,5~6天/28~32天,末次月经12月10日,经量一般,经色红,夹小血块,带下偏多,质稀色白。1年来每次在经前5~7天即腹痛腹泻,水样便,日行3~4次,伴小腹胀满、肛门下坠、憋闷不舒、矢气频作,持续至经后诸症若失。现纳可、便平、寐安,唯面色萎黄,四肢不温,少气乏力。舌质淡白胖嫩,边有齿痕,苔略白腻,脉细尺沉。治以温中补虚,方用理中汤加味:党参12g、炒白术12g、干姜12g、炙甘草6g、附片6g、炙黄芪15g、山药15g。10剂,中药配方颗粒剂,开水冲服。

2014年1月3日二诊:虽然临近经期,但还未出现腹痛腹泻。小腹微胀,手足较前温暖,精神状态好转,舌边齿痕减少,舌苔转薄,脉仍细。上方去黄芪,加枳壳9g、炒白芍9g,7剂。

2014年1月20日三诊:末次月经1月11日,6天干净。经前2天轻微腹痛腹泻,日行1~2次,持续3天即止。舌质淡红,舌边小齿痕,苔薄白,脉细弱,首诊方稍做调整:党参12g、炒白术12g、干姜9g、炙甘草6g、附片6g、炙黄芪15g、山药15g,10剂。

2014年9月20日患者介绍其朋友来诊,反馈得知其经行腹泻痊愈。

按语:《伤寒论·辨太阴病脉证并治》中说:"太阴之为病,腹满而吐,食不下,自利益甚,时腹自痛。"本案高氏每于经前发作腹痛腹泻,结合脉症,当是太阴虚寒证,此由经前及经期阴血下聚,脾阳虚衰所致。首诊以理中汤温中健脾,加附片与干姜、甘草合为四逆汤,是应"自利不渴者,属太阴,以其脏有寒故也,当温之,宜服四逆辈"之旨。黄芪益气升阳、山药健脾涩肠止泻。全方药证相符,故能一诊起效。二诊时值经前,考虑患者常有经血夹块的瘀血征,故去黄芪,防补涩不利经血下泻,加枳实芍药散以行气化瘀止痛。由此,前后三诊,以理中汤温中散寒贯穿始终,终使阴霾散、腹泻止。

2. 理中汤治疗带下过多案

杨某,女,42岁,2013年7月9日初诊。

主诉:带下量多如水1个月。

患者平素月经规律,5~6天/28~32天,经量一般,经色红,夹小血块,末次月经6月20日。上个月开始带下量多、质稀如水、气如鱼腥。外院检查"宫颈糜烂Ⅱ度",诊为慢性宫颈炎,经药物外治并口服而效果不显。现面部目下两颧斑色黄褐,饮食尚可,睡眠欠安,梦多,大便偏黏,舌质淡红,边有齿痕,苔略白腻,脉细略滑。生育史:孕3产1人工流产2。治以温阳利水、活血祛斑,方用理中汤合当归芍药散加味:党参12g、炒白术12g、干姜9g、炙甘草6g、当归9g、炒白芍12g、川芎6g、茯苓15g、泽泻18g、芡实9g。10剂,中药配方颗粒剂,开水冲服。

2013年8月2日二诊:药后带下逐渐减少,质地转稠。7月21日末次月经来潮,5 天干净。现带下量不多,睡眠较前好,面部黄褐斑仍在,舌苔转薄,上方去芡实加菟丝子 15g,10 剂。

2013 年 8 月 13 日三诊:除 8 月 5 日及 8 月 6 日连续出现锦丝带下外,其余时间带下均呈少量糊状。大便已成形,面部黄褐斑开始转淡,舌淡红,边有齿痕,苔薄白,脉细。改用当归芍药散加味:当归 9g、炒白芍 12g、川芎 6g、炒白术 12g、茯苓 15g、泽泻 18g、红花 6g、菟丝子 15g、升麻 12g,10 剂。

按语:《素问·至真要大论》指出"诸病水液,澄澈清冷,皆属于寒"。本案杨氏带下清稀,如水气如鱼腥,当属脾阳不振、寒湿下注。该患者又面部黄褐斑密布,据证分析是由血虚水停所致。故以理中汤合当归芍药散加芡实,既温补脾阳、固涩止带,又养血和血、渗利祛斑。二诊后带下正常,可知脾气健运、脾阳振奋,故弃理中汤,转方主攻面部色斑。

3. 理中汤治疗经期过长案

倪某,女,35 岁,2014 年 8 月 12 日初诊。

主诉:反复月经淋漓不净 3 个月。

患者既往月经规律,30~35 天 1 行,7 天左右干净,经量偏少,经色红,夹小血块。近 3 个月来月经紊乱,常淋漓十余日方净。末次月经按期于 8 月 1 日来潮,至今 12 天仍淋漓不净,量少,色暗,或带下夹褐色血丝。现面色黄暗,腰部酸软,小腹微胀,大便黏,纳尚可,睡眠一般,做梦多。平素带下不多,易腹泻,稍食寒凉之物即泻。舌质淡红,苔白略腻,脉细。彩超检查子宫内膜厚度 4mm,宫内节育环位置正常。生育史:孕 2 产 2。治以温中健脾止血,方选理中汤合黄芪建中汤加味:党参 12g、炒白术 12g、炮姜 9g、炙甘草 6g、炙黄芪 15g、桂枝 6g、炒白芍 12g、大枣 6g、炒麦芽 18g、艾叶炭 6g。3 剂,中药配方颗粒剂,开水冲服。

2014 年 8 月 15 日二诊:经血于 8 月 13 日晚上干净。昨晚吹冷气并食小龙虾后腹痛腹泻 3 次,质稀如水,伴恶心呕吐。舌淡红,苔白腻,脉细沉,改方:党参 12g、炒白术 12g、干姜 12g、炙甘草 6g、附片 9g、茯苓 12g、山药 15g、车前子 12g、葛根 15g、吴茱萸 3g,3 剂。

2014 年 8 月 20 日三诊:药后 1 剂,腹痛腹泻止,胃脘觉暖。舌苔转薄,舌质脉象同前。仍以理中汤合黄芪建中汤温阳益气生血:党参 12g、炒白术 12g、干姜 9g、炙甘草 6g、炙黄芪 15g、桂枝 6g、炒白芍 12g、大枣 6g、炒麦芽 18g,10 剂。

按语：本案倪氏素体阳虚，稍食寒凉则腹泻。中阳不足，不能摄血，故衍生经期延长。首诊方以理中汤合黄芪建中汤，因两者均能温中健脾之故，其中炮姜易干姜，再加艾叶炭，是为止血之所需。二诊时寒邪直中太阴，脾胃功能受挫而发上呕下利，故以理中汤加附子、吴茱萸温其阳、散其寒，茯苓、车前子利尿分消而实大便，山药健脾、葛根升津共奏止泻之力，所以能 1 剂即止腹痛腹泻。泻后津伤阳衰，故三诊仍以理中汤合黄芪建中汤温健中阳而生血。

（二）大建中汤

【经典文献】

[条文] 心胸中大寒痛，呕不能饮食，腹中寒，上冲皮起，出见有头足，上下痛而不可触近，大建中汤主之。(《金匮要略·腹满寒疝宿食病脉证治》第 14 条）

[组成] 蜀椒二合(去汗)　干姜四两　人参二两

[用法] 上三味，以水四升，煮取二升，去滓，内胶饴一升，微火煎取一升半，分温再服；如一炊顷，可饮粥二升，后更服，当一日食糜，温覆之。

【解析发挥】

大建中汤是治疗"心胸中大寒痛，呕不能饮食，腹中寒，上冲皮起，出见有头足，上下痛而不可触近"，以脘腹冷痛为特征的病证。其中"腹中寒""上下痛而不可触近"与痛经之表现非常贴近，移用大建中汤治疗痛经属冲任虚寒者，效果显著。

【病案举例】

大建中汤合方治疗痛经案

林某，女，17 岁，2013 年 5 月 30 日初诊。

主诉：行经即剧烈腹痛 3 年。

患者 13 岁初潮，平素月经规律，5～6 天 /32～35 天，经量一般，经色红，夹小血块。近 3 年来行经即腹痛剧烈，伴恶心、冷汗、肛门坠胀，腹泻后舒，必服止痛药才能坚持上课。经痛时小腹喜温喜按，持续 2 天左右疼痛方止。末次月经 5 月 15 日。当下症见：形瘦面白，四肢偏凉，纳食一般，大便偏黏，易粘便池，因功课紧张而入睡晚，白天精神不济，带下不多，舌质淡红，边有齿痕，苔薄白，脉细弱。治以温经补虚止痛，方用大建中汤合乌头桂枝汤：党参 12g、干姜 12g、花椒 9g、饴糖（自备）30g、制川乌 6g、桂枝 9g、炒白芍 9g、炙甘草 6g、大枣 6g。10 剂，中药配方颗粒剂，开水冲服。

2013 年 6 月 10 日二诊：药后大便能成形，舌脉如上，因值经前，守上方加当归 9g、川芎 9g，10 剂。

2013 年 6 月 21 日三诊：末次月经 6 月 16 日，经痛大减，未服止痛药而能坚持上课。经痛期间腹泻 1 次，经血无夹块。今经血将尽，舌脉同前，守首诊方 10 剂。

2013 年 7 月 30 日四诊：因功课繁忙，将近 1 个月未能服药，末次月经 7 月 20 日，腹痛又回复到服药前程度。考虑暑季空调冷气的因素，阳虚不能御寒，寒邪中于太少二阴，凝而痛，改大建中汤合乌头汤加味：党参 12g、干姜 12g、花椒 9g、饴糖（自备）30g、制川乌 6g、麻黄 3g、炒白芍 9g、炙甘草 6g、炙黄芪 15g、延胡索 15g。10 剂，嘱按时定期服药。

后因患者不能亲诊，常由其母亲前来反馈药后反应，通过视频、图片观其舌象，以大建中汤合乌头汤或大建中汤合乌头桂枝汤为基础，配活血、温经、行气等物，坚持治疗 3 个月经周期，痛经临床痊愈。

按语： 本案林氏痛经 3 年，经痛时恶心、腹泻、冷汗、小腹喜温喜按，属太阴病，平时四肢不温、神倦乏力则属少阴病，太少合病，寒瘀滞痛，必以温阳散寒、调和营卫方能使阴阳和、寒邪祛而疼痛止。大建中汤能治"腹中寒"，乌头桂枝汤能治"寒疝腹中痛"，故两方合用，甚为妥帖。乌头汤虽然是主治"病历节不可屈伸，疼痛"的方剂，但方中以乌头五枚为重，配伍麻黄、黄芪、芍药、甘草和蜜，突出了该方镇痛止痛的作用。其中乌头性热味辛苦，虽是大毒之品，却是温经散寒、镇痛止痛的良药。《医学启源》引《主治秘要》云："其用有六：除寒疾一也；去心下坚痞二也；温养脏腑三也；治诸风四也；破积聚滞气五也；治感寒腹痛六也。"由此可见，乌头对沉寒痼冷引起的腹痛确实具有良好的疗效。此外，该方另有麻黄散寒邪通阳止痛，芍药合甘草即为芍药甘草汤能养血缓急止痛，黄芪、饴糖能益气补中。全方攻补兼施，移用痛经证属阳虚寒著者，果然效果显著。

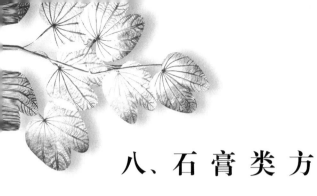

八、石膏类方

石膏是单斜晶系矿物，是主要化学成分为硫酸钙（$CaSO_4$）的水合物。石膏是清热药，《神农本草经》谓其"主中风寒热，心下逆气，惊喘，口干舌焦"，《名医别录》也说石膏："除时气头痛身热，三焦大热，皮肤热，肠胃中膈热……止消渴烦逆。"石膏所治的热证是由无形燥热之气弥漫燔灼所致，临床表现以身热多汗、口渴舌干、脉象洪大有力为特点。石膏常与其他药物配伍分治热燔伤津之疾，如与知母同用，如白虎汤、白虎加人参汤，可治疗急性发热性疾病的高热、烦渴与多汗；与麻黄同用，如越婢汤、麻杏甘石汤，可治疗身热汗出的浮肿、咳喘；等等。

（一）白虎加人参汤

【经典文献】

［条文］

1. 服桂枝汤，大汗出后，大烦渴不解，脉洪大者，白虎加人参汤主之。（《伤寒论·辨太阳病脉证并治》第 26 条）

2. 伤寒若吐、若下后，七八日不解，热结在里，表里俱热，时时恶风，大渴，舌上干燥而烦，欲饮水数升者，白虎加人参汤主之。（《伤寒论·辨太阳病脉证并治》第 168 条）

3. 伤寒无大热，口燥渴，心烦，背微恶寒者，白虎加人参汤主之。（《伤寒论·辨太阳病脉证并治》第 169 条）

4. 伤寒脉浮，发热无汗，其表不解，不可与白虎汤。渴欲饮水，无表

证者,白虎加人参汤主之。(《伤寒论·辨太阳病脉证并治》第170条)

5. 伤寒,脉浮滑,此以表有热,里有寒,白虎汤主之。(《伤寒论·太阳病脉证并治》第176条)

6. 三阳合病,腹满,身重,难于转侧,口不仁,面垢,谵语遗尿。发汗则谵语,下之则额上生汗,手足逆冷。若自汗出者,白虎汤主之。(《伤寒论·辨阳明病脉证并治》第219条)

7. 若渴欲饮水,口干舌燥者,白虎加人参汤主之。(《伤寒论·辨阳明病脉证并治》第222条)

8. 伤寒脉滑而厥者,里有热,白虎汤主之。(《伤寒论·辨厥阴病脉证并治》第350条)

9. 太阳中热者,暍是也。汗出恶寒,身热而渴,白虎加人参汤主之。(《金匮要略·痉湿暍病脉证治》第26条)

[组成] 知母六两　生石膏一斤(碎,绵裹)　甘草二两(炙)　粳米六合　人参三两

[用法] 上五味,以水一斗,煮米熟,汤成,去滓,温服一升,日三服。

【解析发挥】

一般认为,白虎汤的临床适应证是阳明气分经热炽盛而出现身大热、汗大出、口大渴和脉洪大。大凡具备上述四大症状者,即可考虑使用白虎汤。综观《伤寒论》第176、219和350条文,即白虎汤各条,无一条提到"渴",反观第26、168、169、170、222条文,即白虎加人参汤各条,没有一条不涉及"渴",《名医别录》载人参"调中,止消渴"。由此可见,白虎加人参汤主治白虎汤证兼口渴喜饮者。说明阳明热盛伤津严重时当以白虎汤加人参,既要清热又要兼顾益气生津。

傅师参照《医学衷中参西录》经验,常在白虎加人参汤中以生山药代粳米,见效亦速。

【病案举例】

1. 白虎加人参汤治疗产后汗多案

王某,女,32岁。2013年11月12日初诊。

主诉:顺产2个月,汗出过多7个月。

患者平素怕热，活动后汗出明显。妊娠 5 个月后汗出更甚，吃饭、稍微运动则满头大汗，颈项及背部亦汗出湿衣，睡觉醒来常常连枕巾湿透，夏季空调开至 16℃ 才觉舒适，汗出稍微减少。现产后已有 2 个月，出汗仍多，纳可，口干喜冷饮、二便调，睡眠尚安，乳汁充足，纯母乳喂养。舌质略红，苔薄略干，脉滑数。治以清热泻火，益气生津，处白虎加人参汤加味：石膏 30g、知母 12g、山药 15g、生甘草 6g、人参 6g、桑叶 60g。5 剂，中药配方颗粒剂，开水冲服。

2013 年 11 月 17 日二诊：3 剂药后动辄汗出大减，舌质淡红，苔薄白，脉略滑。守方再进 5 剂。

2013 年 11 月 30 日三诊：药尽汗出即止。昨日微受风寒，咽痒轻咳，鼻寒清涕，舌质淡红，苔薄白，脉略滑，改麻杏甘石汤加荆芥、防风、僵蚕，3 剂。

按语：本案王氏胎前产后均汗出过多，结合脉证，当是内热伤津所致。本症既符合"若自汗出者，白虎汤主之"之文意，再兼口干喜冷饮，又合"若渴欲饮水，口干舌燥者，白虎加人参汤主之"之主旨，何况白虎加人参汤本就主治白虎汤证兼渴证，故以白虎加人参汤治之，诚如《素问·阴阳应象大论》所谓"阳杀阴藏"，清热而保津、益气而生津，兼顾阳明热盛之实与汗多津伤并产后之虚，故能两全其美。《神农本草经》谓桑叶"除寒热，出汗"，此案以白虎加人参汤加桑叶，其效如桴鼓。

2. 白虎加人参汤治疗妊娠严重饥饿案

李某，女，25 岁，2013 年 5 月 2 日初诊。

主诉：妊娠 6 个月，多食易饥 1 个月。

患者妊娠已有 6 个月，1 个月前出现不明原因的强烈饥饿感，伴周身出汗、心慌、四肢颤抖，进食后症状消失。病发起初每日发作 3～5 次，后日渐加重，1～2 小时即觉饥饿，饼干、水果等零食终日不断。由于进食多，近半月内体重增长迅速，步履维艰，动辄汗出、乏力。空腹血糖、糖化血红蛋白及糖耐量等多项检查均正常。前医以清胃散、知柏地黄汤等清胃、养阴之法治疗而效微。现症见体胖，面赤，气粗，口气重，口干苦，喜冷饮，出汗较多，食欲好，二便平，睡眠安。心下胃脘处不适感。舌质红，苔腻、中心略黄干有裂纹，脉弦滑略数。治以泻胃清热、益气生津，投白虎加人参汤合大黄黄连泻心汤：石膏 60g、知母 15g、山药 30g、生甘草 6g、人参

9g、大黄3g、黄连3g。5剂,中药配方颗粒剂,开水冲服。

2013年5月7日二诊:饥饿感大减,食欲减退,未再发生心慌、手抖,服药期间体重未再上升。面部红赤消退,口干好转,舌质仍红,苔转薄白,脉弦滑。上方去大黄黄连泻心汤并略事调整:石膏45g、知母15g、山药30g、生甘草6g、人参6g,5剂。

2013年5月12日三诊:食欲正常,近期体重维持在65.4kg上下。面部红赤消退,口干除,舌质淡红,苔薄白,脉弦滑。原方调整剂量巩固:石膏30g、知母12g、山药30g、生甘草6g、人参6g,5剂。

2013年9月20日,患者产后34天,以乳汁不足来诊,告知上次三诊后再未出现饥饿感。

按语: 本案李氏善饥多食一症当为"中消",对此,清人程钟龄提出"治中消者,宜清其胃,兼滋其肾"。然前医投以"清胃散""知柏地黄丸"而不应,实为未能方证相应。清胃散证是热盛于阳明胃腑,而本案病机当为邪热弥漫阳明经脉,故投白虎汤以泻胃清热。又《素问·阴阳应象大论》有云"壮火食气"。本案因内热耗气伤津,出现汗出、口渴、喜饮等症,故再加人参汤以益气生津,此即白虎加人参汤,虚实两相兼顾,投之果中。因胃脘常觉饥饿,且胃脘不适,当理解为"心下痞",《伤寒论》第154条言:"心下痞,按之濡,其脉关上浮者,大黄黄连泻心汤主之。"故合大黄黄连泻心汤专泻阳明之热。

(二)竹叶石膏汤

【经典文献】

[条文] 伤寒解后,虚羸少气,气逆欲吐,竹叶石膏汤主之。(《伤寒论·辨阴阳易差后劳复病脉证并治》第397条)

[组成] 竹叶二把　石膏一斤　半夏半升(洗)　麦门冬一升(去心)　人参二两　甘草二两(炙)　粳米半升

[用法] 上七味,以水一斗,煮取六升,去滓,内粳米,煮米熟,汤成,去米,温服一升,日三服。

【功效】清热生津,益气和胃。

【解析发挥】

竹叶石膏汤为白虎加人参汤去知母，加竹叶、半夏、麦冬而成，《伤寒论》以本方用于发热性疾病恢复期的调理。本方以石膏合竹叶，说明本方证的热象较白虎汤证弱，常为低热，或有高热；又本方人参、麦冬同用，提示本方证津液不足程度比白虎加人参汤证更重，临床多表现为口渴、多汗、形体羸瘦、神疲肢倦等；本方还加半夏，半夏主"气逆欲吐"，以药测证，本方证当有恶心、干呕等。

【病案举例】

1. 竹叶石膏汤治疗妊娠咳嗽案

吴某，女，24岁，2013年10月12日初诊。

主诉：妊娠2个月，咳嗽3天。

患者妊娠2个月，3天前出现频发性呛咳、咽痒咽干，兼恶心欲呕，食欲减退，大便偏干，自觉胸骨后有热气上冲咽喉，无腰酸腹痛，无阴道流血。舌质红瘦，苔薄白而干，脉细滑。治以润肺和胃、降气止咳，方选竹叶石膏汤加味：竹叶15g、石膏15g、北沙参15g、麦冬15g、法半夏9g、甘草6g、山药12g、芦根15g、枇杷叶15g、僵蚕6g。4剂，中药配方颗粒剂，开水冲服。

2013年10月17日二诊：干咳大减，胸骨后热气上冲咽喉感消失，仍咽痒，时恶心，舌脉如上，守方再进4剂。

按语： 盱江流域的十月气温高、湿度低，燥热偏甚。本案即病发早秋温燥当令之时，《素问·六元正纪大论》有"燥胜则干"之说，所以患者出现咽中干、大便干、苔薄白而干等一系列津伤症状。燥热伤人肺胃，肺胃气逆而发呛咳无痰、恶心欲呕，治当清热润燥、和胃降逆，以竹叶石膏汤对症主治"虚羸少气，气逆欲吐"，再加芦根清热生津、枇杷叶降逆止咳、僵蚕息风止痒，故能一诊诸症大减，再诊痊愈。

2. 竹叶石膏汤治疗乳腺炎反复发热案

阮某，女，32岁，2013年8月28日初诊。

主诉：产后左乳肿痛伴反复发热10天。

患者产后25天，10天前左乳肿痛，反复发热，以抗生素静脉滴注治疗效微。现症见左乳房局部紫红、肿痛，胀奶明显。每于下午4点后即发热，最高体温可达 38℃，口干苦，心烦，难寐，干呕，食少，便干。自发病来形体迅速消瘦，体重较刚生产后减轻 4kg。舌质红瘦，苔薄、中心微黄少津，脉细略数。治以清热养阴、回乳散结，方用竹叶石膏汤合免怀煎加味：竹叶 15g、石膏 45g、北沙参 15g、麦冬 15g、法半夏 9g、甘草 6g、山药 12g、当归 12g、牛膝 15g、蝉蜕 6g、红花 6g、金银花 30g、玄参 9g、浙贝母 12g。5 剂，中药配方颗粒剂，开水冲服。叮嘱务必用吸奶器排空乳房内乳汁。

2013 年 9 月 2 日二诊：服药 2 剂后热退，恶心时作，左乳房局部红肿消散约有三分之一，胀奶感明显减轻。睡眠较前好转，大便转软。舌质仍红，苔薄略干，脉细。仍以竹叶石膏汤加味：竹叶 15g、石膏 45g、北沙参 15g、麦冬 15g、法半夏 9g、甘草 6g、山药 12g、牛膝 15g、金银花 30g、玄参 9g、浙贝母 12g、天花粉 9g、牡蛎 15g。5 剂。再三叮嘱务必用吸奶器排空乳房内乳汁。

2013 年 9 月 7 日三诊：乳房肿痛消失，干呕止、胃口开，吸奶器每日尚能排出 300～400ml 乳汁。舌脉同二诊，以沙参麦冬汤 4 剂善后：北沙参 15g、麦冬 15g、玉竹 12g、葛根 15g、天花粉 9g、甘草 6g、生姜 3g、大枣 9g。

按语：本案阮氏产后乳汁量多而又未能及时排空，以至乳汁蓄积，郁而化热，耗气伤阴。乳房内合阳明胃经，热邪袭胃，胃气上逆而作干呕；胃之气阴两虚，抗邪无力，是以病势缠绵，久治不见效。以竹叶石膏汤清热、和胃、生津，合免怀煎下行气血无以升清减少乳汁分泌，再用金银花、玄参、浙贝母加强清热解毒散结之力，故能迅速起效。二诊时乳房肿痛减轻，乳汁减少，故去免怀煎以防乳汁全无，再加天花粉、牡蛎以清热散结。前后 10 剂，俾胃热清、乳汁减、肿痛消。

（三）竹皮大丸

【经典文献】

[条文] 妇人乳中虚，烦乱呕逆，安中益气，竹皮大丸主之。(《金匮要略·妇人产后病脉证治》第 10 条)

[组成] 生竹茹二分　石膏二分　桂枝一分　甘草七分　白薇一分

[用法] 上五味，末之，枣肉和丸，弹子大，以饮服一丸，日三夜二服。有热者，倍白薇；烦喘者，加柏实一分。

【解析发挥】

《金匮要略》以竹皮大丸主治产后"烦乱""呕逆"之症。既"烦"又"乱"，较一般虚烦不宁的程度要严重，烦躁焦虑，坐立不安，涉及"神"和"形"两方面的表现；"呕逆"则是恶心、呕吐，较之一般的恶心、干哕要严重。之所以会出现这些症状，不仅是由于产后血虚，以及哺乳期间气血消耗，同时也与心肝火旺，扰及于胃，以致胃气上逆有关。总的说，其主要的病理变化是阴血不足，气阴两虚，心肝火旺，即"本虚标实"，而又以火旺标实为主。因此，在症状表现方面除烦热、呕逆外，还可能见有低热、五心烦热、睡眠多梦易醒、身倦乏力等症状。竹皮大丸以竹茹、石膏、白薇三药专事清热，使热清火降，胃气得安，阴血可守；又佐桂枝、甘草、大枣三药甘温健脾养血，诸药合用，俾"邪热去而脾得缓，元气回也"。综而观之，但凡因气血亏虚、虚热内扰所致的烦躁、呕恶纳少等症状，不论胎前或产后，均可以竹皮大丸加减治疗。

【病案举例】

1. 竹皮大丸治疗妊娠外感发热案

周某，女，26岁，2014年4月10日初诊。

主诉：妊娠伴发热5天。

患者妊娠51天，5天前开始发热，每天上午体温正常，下午4点后开始体温升高，最高可达38.5℃，伴咽喉肿痛，头痛，轻咳，痰少，不易咳出。无鼻塞、流涕、喷嚏等症。住院治疗效微，遂要求中医会诊。刻下无发热，面红，口干，神疲，心烦，轻咳，咽痛，纳减，大便偏干，腰酸，无阴道出血。咽部充血，扁桃体Ⅱ度肿大，可见2处绿豆大溃烂。舌尖红，苔薄白干，中心略黄腻，脉细略滑。治以清热、利咽，方用竹皮大丸合桔梗汤加味：竹茹15g、石膏30g、白薇9g、甘草9g、桂枝3g、大枣6g、桔梗9g、升麻9g、牛蒡子9g。3剂，中药配方颗粒剂，开水冲服。

2014年4月13日二诊：服药当晚，发热降至37.8℃，第二晚发热最高37.3℃，昨晚体温已正常。咽痛明显减轻，咽部稍充血，扁桃体溃烂已愈。仍咳，自觉咽部有气上冲，咽痒咽干，少痰。舌质淡红，中心黄腻苔转薄，脉细。竹皮大丸合麦门冬汤加味：竹茹15g、石膏15g、白薇9g、甘草6g、桂枝3g、大枣6g、麦冬15g、法半夏9g、北沙参15g、枇杷叶15g，3剂。

2014年4月16日三诊：近3天体温正常，咽痛、咽痒、咳逆上气均除，痊愈出院。因胃脘偶有不适，以温胆汤加味5剂清热和胃。

按语：本案妊娠发热，咽痛、头痛、咳嗽、咽部溃烂，显是因风热上攻所致，又有神疲、口干、大便干，是孕后阴血不足之症。此内外风火相攻，本虚标实，而标实为重。故以竹皮大丸清热、补虚，合桔梗汤清利咽喉，再加升麻、牛蒡子清热解毒、疏解风热，诸药合用，一剂热减，三剂热退。二诊以咳逆为辨证要点，投竹皮大丸合麦门冬汤加枇杷叶，3剂即咳止。

2. 竹皮大丸治疗绝经前后诸证案

林某，女，51岁，2013年11月2日初诊。

主诉：月经先后不定期2年。

患者2年来月经紊乱，周期不定，时有时无。自经乱起即觉心中烦乱，遇事情绪激动，头面烘热而躁，常多愁善感，悲恸欲哭，近半年有加剧趋势，遍服"坤泰胶囊""知柏地黄丸""谷维素"等药疗效甚微。刻下症见：胸闷、心烦、气短、胃脘不适，嗳气则舒；头面常烘热，热后则头汗出；口干喜冷饮，入睡困难，多梦，易醒，大便偏结。末次月经大约在3个月前。舌质略红，苔薄白，脉细弦滑。治以清热除烦、益气养阴，投竹皮大丸合甘麦大枣汤、栀子豉汤加味：竹茹15g、石膏15g、白薇12g、甘草6g、桂枝3g、大枣（自备）6枚、淮小麦15g、栀子15g、豆豉（自备）30粒、天冬15g、麦冬15g、柏子仁9g。7剂，水煎服。

2013年11月9日二诊：服药5剂即觉周身轻松，烦乱、胸闷减轻，睡眠好转。舌质转淡红，苔薄白，脉细弦滑，守方再进7剂。

2013年11月17日三诊：烦乱、胃脘不适、睡眠明显好转，舌脉同二诊，继续守方7剂。

2014年6月12日因其儿媳妇顺产一男婴，前来发喜糖，告知因傅师出差未能四诊，在药店照方服7剂后未再发烦乱、烘热、失眠等症。

按语：本案病症发于围绝经期，经断前后，肾气不足，肝血亏虚，则因虚生内热，热扰中焦，胃气不降则胃脘不适、嗳气则舒；热扰于胸，故胸闷、心神无主，烦乱、烘热，甚则影响睡眠。以竹皮大丸清热降逆、养阴和胃，合甘麦大枣汤补血安神，合栀子豉汤清热除烦、宣发郁热，再加天冬、麦冬、柏子仁交通心肾、养阴安神，前后共进28剂，使气阴两立，虚热尽退，诸症自愈。

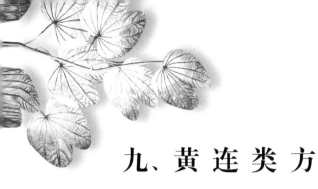

九、黄连类方

　　黄连是毛茛科植物黄连、三角叶黄连或云连的根茎。我国应用黄连历史悠久，《神农本草经》列黄连为上品，谓其："味苦，寒。主热气，目痛，眦伤，泣出，明目，肠澼，腹痛，下痢，妇人阴中肿痛。久服令人不忘。"黄连味道极苦，中医认为，苦者能泄能燥，黄连善于清热泻火，尤其是对心火、胃火、肝火有极好的靶向作用，并能燥湿、解毒。火热最易扰乱心神，因此，烦躁不安是运用黄连的关键证候，临床上常用黄连治疗伴有烦躁不安的高热、口舌糜烂、齿龈肿痛、心下痞痛、头痛眩晕、腹胀下痢、泄泻呕吐、疮疖丹毒等。

（一）黄连阿胶汤

【经典文献】

　　[条文] 少阴病，得之二三日以上，心中烦，不得卧，黄连阿胶汤主之。（《伤寒论·辨少阴病脉证并治》第303条）

　　[组成] 黄连四两　黄芩二两　芍药二两　鸡子黄二枚　阿胶三两

　　[用法] 上五味，以水六升，先煮三物，取二升，去滓，内胶烊尽，小冷，内鸡子黄，搅令相得，温服七合，日三服。

【解析发挥】

　　黄连阿胶汤中黄连用至四两，是《伤寒论》中黄连用量最大的方剂。因黄连善清心火，原书直言本方主治"心中烦，不得卧"。然本方以黄连、黄芩与芍药、阿胶配伍，还加鸡子黄，是谓攻补兼施。以药测证，黄连阿胶汤所治之"心中烦，不得卧"还须有阴血不足之证，盖火热最易伤阴。所以本方证"心中烦，不得卧"的同时多见精神萎靡、舌质瘦小、舌色红、舌苔少、脉细数，且入夜烦甚、白天稍安的特点。

《素问·阴阳应象大论》说："阴静阳躁，阳生阴长，阳杀阴藏。"黄连阿胶汤以其大剂量的黄连配黄芩清泄火热，使火热不致动血，因而本方还可以止血。当然黄连阿胶汤主治的出血证是火旺阴伤型的，其出血以"火盛"为特点，表现为出血颜色鲜红、质地黏稠，同时机体也要有"阴血不足"的证候，如形瘦神疲、面色苍白、舌质红瘦苔光、脉细数无力。

【病案举例】

1. 黄连阿胶汤治疗崩漏案

汪某，女，49岁，2013年4月21日初诊。

主诉：月经紊乱1年。

患者平素月经规则，6～7天/26～28天，经量中等，经色红，小血块。近1年来月经紊乱，完全没有规律，经量忽多忽少，量大时如崩，量少时又淋漓多日方净。外院诊为"功能失调性子宫出血"，先后做过2次清宫手术。上次月经3月10日，4月19日开始阴道大量出血，夹血块，惧怕再次诊刮，改服中药。刻下症见：阴道出血仍多，血块少；神疲，面苍，头昏，口干口苦，口气重，饮食一般，大便干结，3日未解；平时入睡比较困难，近2日更是彻夜难眠；舌质红，苔剥，脉细数。治以清热养阴、止血调经，方用黄连阿胶汤加味：黄连12g、黄芩9g、白芍12g、阿胶15g、生地30g、生甘草3g、生鸡子黄（自备）2枚。3剂，中药配方颗粒，开水冲服。

2013年4月24日二诊：服药1剂而出血大减，睡眠有所好转，大便每日能解。现出血少量，色仍红，新增腰酸，舌脉同前，守方合二至丸加减：黄连6g、黄芩9g、白芍12g、阿胶9g、生地30g、酸枣仁15g、知母9g、女贞子12g、墨旱莲12g、生甘草3g、生鸡子黄（自备）2枚。3剂，中药配方颗粒，开水冲服。

2013年4月27日三诊：经血干净2日，腰酸微，一夜能睡4～5小时。舌质转淡红，舌苔剥落处可见薄苔，脉细。改炙甘草汤化裁：地黄30g、党参12g、麦冬15g、阿胶9g、火麻仁9g、桂枝3g、生姜3g、大枣6g、甘草6g、天冬 15g、酸枣仁 15g、女贞子 12g。10 剂,中药配方颗粒,开水冲服。

2013 年 10 月 18 日又因阴道大量出血 2 天前来就诊,诉服完 4 月 27 日方后,月经经量转正常。因症状同初诊,以 4 月 21 日方 3 剂而血止。

按语:《素问·奇病论》说"胞络者,系于肾",《素问·评热病论》说"胞脉者,属心而络于胞中"。本案汪氏年届七七,肾气渐亏,肾水亏于下不能上济心火,心火反下移入胞中,逼迫经血大量泻下,正如《素问·生气通天论》所云:"阴不胜其阳,则脉流薄疾,并乃狂。"阴亏火炽、心肾不交之证,治当壮水制火,泻南补北,交通心肾为法,投黄连阿胶汤,正与病相宜,果数剂而愈。

2. 黄连阿胶汤治疗胎动不安案

林某,女,37 岁,2013 年 10 月 11 日初诊。

主诉:妊娠伴下腹隐痛 14 天。

患者因双侧输卵管堵塞,通过体外受精 - 胚胎移植成功妊娠,现已妊娠 23 周 +2 天,下腹部阵发性隐痛伴 10 分钟左右子宫收缩 1 次且有便意 14 天,静脉滴注硫酸镁后稍有缓解,连续用药至 10 月 9 日晚上突发子宫收缩频繁,下腹阵发性疼痛加重,心率加快,心烦懊恢,难以入眠。心电图提示:窦性心动过速(125 次 /min);频发室性期前收缩。调整硫酸镁剂量后子宫收缩伴下腹疼痛未缓解,硫酸镁用量已接近最大剂量仍治疗乏效,查房医生建议终止妊娠。家属心有不甘,转而求助中医,希冀能有一线曙光。通过家属与其视频可知:面赤,纳呆,口干,唇红,大便干结,2 日未行,心烦,但欲寐,而又不能睡,舌质红,舌苔薄黄。因患者未能亲诊,脉象不得。傅师思前想后,终觉未有一方能抑制子宫收缩。患者一派火热伤阴之象,危难之际,姑且以清热泻火、宁心安神之法治之,方选黄连阿胶汤合百合地黄汤、栝蒌牡蛎散加味:黄连 12g、黄芩 9g、白芍 12g、阿胶 9g、百合 30g、生地 30g、天花粉 15g、牡蛎 30g、生甘草 3g、生鸡子黄(自备)2 枚。3 剂,中药配方颗粒,开水冲服。嘱家属每日购买新鲜牡蛎 1kg 食肉喝汤。

2013 年 10 月 14 日二诊:服药 3 天,奇迹果然出现。患者心率降至 86 次 /min,子宫收缩恢复正常,腹痛便意减轻,睡眠好转,仍有口干。视频发现患者面部已不发红,舌质仍红,舌苔转薄白。上方黄连量减至 9g 再进 5 剂巩固。要求每日服食新鲜牡蛎 500g 食肉喝汤。

2013 年 10 月 20 日三诊：子宫收缩一直正常，心率维持在 78 次 /min 上下，睡眠安好。家属万分感激，前来咨询可否出院？答曰可以。视频见患者舌质转淡红，仍觉口渴，原方减黄连量至 6g，5 剂善后。嘱常食新鲜牡蛎肉。

2014 年 1 月 19 日患者顺产一男婴，家属特地赠送锦旗前来道谢。

按语：本案林氏以子宫异常收缩伴腹痛而求治，但本源还是因内热躁动胞脉所致。据其"心烦懊恼""难以入眠"的病证表现，与少阴病黄连阿胶汤证相符。人们常言"胎前一盆火"，指出了妊娠妇人血虚有热，内热波及心、肺，故难寐又口干，这又与《金匮要略》百合病相合。黄连阿胶汤清热、百合地黄汤养阴、栝蒌牡蛎散生津，诸方合用，所以能热清、神安。子宫收缩异常是"动"之象，取象比类，可考虑是风动之症，阴血不足、肝阳化风，大剂量牡蛎（包括牡蛎肉）能滋阴潜阳、平息肝风，是以子宫恢复正常收缩。

（二）葛根黄芩黄连汤

【经典文献】

[条文] 太阳病，桂枝证，医反下之，利遂不止。脉促者，表未解也。喘而汗出者，葛根黄连黄芩汤主之。（《伤寒论·辨太阳病脉证并治》第 34 条）

[组成] 葛根半斤　甘草二两（炙）　黄芩三两　黄连三两

[用法] 上四味，以水八升，先煮葛根，减二升，内诸药，煮取二升，去滓，分温再服。

【解析发挥】

《神农本草经》谓葛根主"身大热"、黄连主"肠澼腹痛下痢"、黄芩主"肠澼泄痢"，因此，葛根黄芩黄连汤（简称葛根芩连汤）在临床上多用于里热夹表邪的腹泻性疾病。《素问·脏气法时论》说"脾苦湿，急食苦以燥之"，本方以黄芩、黄连苦寒清热燥湿、坚阴止利，再加葛根解肌透邪、轻清升津，所以本方适用的下利不必经过误下，也不一定出现发热，也无须关乎妊娠与否,只要是证属湿热或夹有表邪者即可。

妇科疾患如带下病、血证多可由湿热交阻下焦、损伤胞脉引起,用葛根芩连汤能在清燮湿热的基础上,升提下陷的清阳之气,可使带消、血止。

【病案举例】

1. 葛根芩连汤治疗妊娠泄泻案

许某,女,24岁,2014年7月7日初诊。

主诉:妊娠伴腹胀痛、腹泻1天。

患者妊娠76天,昨晚家庭聚餐后腹痛腹胀伴连续腹泻10余次,如糜而臭。现小腹仍胀满隐痛、里急后重,纳可。舌质略红,苔略黄腻,脉滑略数。急投葛根芩连汤合香连丸加味以清湿热、升清阳、止腹痛:葛根30g、黄芩9g、黄连6g、木香6g、槟榔9g、焦山楂9g、甘草6g。2剂,中药配方颗粒剂,开水冲服。

2014年7月9日二诊:药进1剂腹痛腹胀减轻,药尽泻止。现大便软,纳食减少,胸闷,舌苔转白腻,脉滑,改平胃散合茯苓杏仁甘草汤、橘枳姜汤加味:陈皮9g、厚朴9g、苍术9g、茯苓12g、杏仁9g、枳壳9g、生姜6g、焦山楂9g、炒麦芽9g。3剂,中药配方颗粒剂,开水冲服。

按语:《灵枢·师传》有言云"肠中热,则出黄如糜"。7月的盱江流域高温多雨,湿热常壅遏肠胃,加之腹泻因家庭聚餐后所得,尚有伤食之虞,故以葛根芩连汤清利肠中湿热,是为正治。加木香、槟榔以行气化滞,焦山楂消食导滞止泻,药物不需繁多,对证即可如鼓应桴。

2. 葛根芩连汤治疗赤带案

凌某,31岁,2013年8月13日初诊。

主诉:带下异常3天。

患者末次月经8月1日,6天干净,8月10日夫妻同房后出现阴道流出极少量红色鲜血,后转为咖啡色分泌物,时有时无,伴有带下量多、色黄、有异味。平素月经规则,6~7天/25~26天,经量较多,经色红,小腹常痛,经前常有乳房胀痛。现小腹隐痛,偶有坠胀牵拉感,晨起口苦,纳、便无异,睡眠尚可。舌尖红,苔薄白,脉细。妇科检查提示宫颈Ⅱ度糜烂,两侧附件有压痛。彩超检查提示直肠子宫陷凹21mm×11mm液性暗区。

治以清湿热、行气滞、升清阳、止带下，方用葛根芩连汤合四逆散加味：葛根 30g、黄芩 9g、黄连 6g、柴胡 9g、枳壳 9g、赤芍 9g、椿根皮 9g、荆芥穗 9g、甘草 6g。5 剂，中药配方颗粒剂，开水冲服。兼用外治法：苦参颗粒剂 30g，100ml 开水化开晾凉后门诊妇科冲洗阴道，每日 1 次。

2013 年 8 月 18 日二诊：咖啡色分泌物已净，带下明显减少，仍有异味，近 2 日轻微腰酸，舌脉同前，守上方加减：葛根 15g、黄芩 9g、黄连 3g、柴胡 9g、枳壳 9g、赤芍 9g、椿根皮 9g、大血藤 15g、薏苡仁 30g、甘草 6g。5 剂，中药配方颗粒剂，开水冲服。

后以四逆散合薏苡附子败酱散加味，服药共计 35 剂，全力主治慢性盆腔炎。2014 年 10 月 10 日带他人来诊时反馈小腹未再作痛，月经正常，未出现经后阴道出血的现象。

按语：本案凌氏在经后出现阴道咖啡色分泌物，伴带下量多、色黄、有异味，同时伴有小腹隐痛、坠胀，晨起口苦，舌尖红，并结合妇科检查及彩超报告，综合分析可知是由湿热壅遏下焦，损伤胞脉所致。湿热壅滞，脾阳不升则带下量多、色黄、有异味；湿热阻滞气机、小腹隐痛坠胀。以葛根芩连汤加椿根皮清热燥湿，四逆散疏利气机，加荆芥穗是本《素问·阴阳应象大论》"风胜湿"之意，且荆芥穗能止血。

（三）白头翁汤（白头翁加甘草阿胶汤）

【经典文献】

[条文]

1. 热利下重者，白头翁汤主之。（《伤寒论·辨厥阴病脉证并治》第 371 条）

2. 下利，欲饮水者，以有热故也，白头翁汤主之。（《伤寒论·辨厥阴病脉证并治》373 条）

3. 热利重下者，白头翁汤主之。（《金匮要略·呕吐哕下利病脉证治》第 43 条）

4. 产后下利虚极，白头翁加甘草阿胶汤主之。（《金匮要略·妇人产后病脉证治》第 11 条）

[组成]

白头翁汤

白头翁二两　黄连三两　黄柏三两　秦皮三两

白头翁加甘草阿胶汤

白头翁二两　黄连　柏皮　秦皮各三两　甘草二两　阿胶二两

[用法]

白头翁汤：上四味，以水七升，煮取二升，去滓，温服一升。不愈，更服一升。

白头翁加甘草阿胶汤：上六味，以水七升，煮取二升半，内胶，令消尽，分温三服。

【解析发挥】

仲景用白头翁汤治疗"下利"均不离肠腑湿热、热伤血络之理。妇科各血证以湿热损伤胞络者居多，其机制与白头翁汤证之下利脓血大抵相同，且同属下焦，故可移用白头翁汤治疗。

白头翁汤主药白头翁味苦性寒，功擅清热凉血止血，湖北省大悟县施先庚医师 1977 年在《赤脚医生杂志》上公布了自创的"白地汤"（白头翁三两、地榆炭二两、白糖二两），主治血热型功能性子宫出血，这为白头翁治疗血热引起的崩漏下血提供了实践依据。黄柏亦是味苦性寒之品，《神农本草经》称其主"女子漏下赤白"。秦皮味苦、涩，性寒，《本草纲目》谓其能"治下痢崩带"。三药合用，再加同样味苦性寒的黄连，清热、燥湿之力益甚，用于治疗湿热引起的崩、漏、带诸症，疗效自当毋庸置疑。

白头翁汤中再加甘草、阿胶即成白头翁加甘草阿胶汤，是攻补兼施的方剂，以热伤阴血为证治。

【病案举例】

1. 白头翁加甘草阿胶汤治疗宫颈癌放疗后放射性直肠炎案

黎某，女，57 岁，2013 年 8 月 10 日初诊。

主诉：宫颈癌放疗后腹痛、便脓血 2 个月余。

2011 年 12 月因阴道出血被确诊为宫颈鳞癌Ⅱb 期，行全盆腔放疗 4 000cGy 共 20 次，腔内放疗 A 点剂量 2 400cGy 共 6 次。放疗结束后无不适症状。2013 年 5 月开始出现腹痛伴便脓血,日 10 余次,口服呋喃唑酮、黄连素片、环丙沙星等治疗 2 个月余,腹痛、便脓血症状丝毫未减且呈进行性加重。刻下脐周腹痛,里急后重,左侧少腹腹内及肛门灼热,大便不成形,夹脓血、黏液,日行 10 余次。神疲乏力,少气懒言,面白无华,口干咽燥。舌光红、苔少,脉细数无力。此为放射性直肠炎,证属热毒伤及血络、阴血不足,投白头翁加甘草阿胶汤合黄芩汤加味:白头翁 20g、黄柏 10g、黄连 10g、秦皮 10g、甘草 10g、阿胶 10g、黄芩 20g、白芍 20g、大枣 10g、地黄 30g、槐花 10g。5 剂,中药配方颗粒剂,开水冲服。兼用外治法:苦参颗粒剂 30g,100ml 开水化开晾凉后门诊保留灌肠,每日 1 次。

2013 年 8 月 15 日二诊:腹痛灼热明显减轻,大便脓血消失,仍夹黏液,日行 3~4 次,纳食增加,精神好转,舌质红,新苔薄生,脉细数无力,守方 5 剂,兼用上述外治法。

2013 年 8 月 20 日三诊:腹痛除,偶有腹胀,肛门时有灼热,仍口干、唇红,舌质红,苔薄,脉细数无力。原方调整:白头翁 10g、黄柏 10g、黄连 10g、秦皮 10g、甘草 10g、阿胶 10g、黄芩 20g、白芍 10g、大枣 10g、地黄 30g、麦冬 15g、枳壳 10g。5 剂,中药配方颗粒剂,开水冲服。

2013 年 8 月 25 日三诊:诸症消失,舌质转淡红,苔薄白,脉细数,以炙甘草汤加味调理善后。随访 1 年无复发。

按语:放射性直肠炎是妇科恶性肿瘤放射治疗的主要并发症,这与放射性元素(火毒)直接损伤血络有关。火毒损伤血络而便血,火毒暗耗阴血而口干咽燥、神疲乏力,因此,放射性直肠炎常虚实夹杂,以火(热)毒为实、阴血不足为虚,故投白头翁加甘草阿胶汤攻补兼施,解火毒、养阴血、止泻利。黄芩汤虽是小方,但在方剂学上的意义却不小。后世治疗痢疾的著名方剂"芍药汤",即从本方演化而来,所以汪昂在《医方集解》中称黄芩汤为"万世治利之祖方"。黄芩汤治利必有湿。本案黎氏便脓血同时夹黏液,并不时伴有腹胀,应是湿邪所致。而且黄芩汤中含有芍药与甘草,两药合而成芍药甘草汤,能缓急止痛,对本案黎氏腹痛最是对症。

2. 白头翁汤治疗经期延长案

汤某,女,43 岁,2013 年 7 月 19 日初诊。

主诉:月经淋漓多日方净 1 年。

患者既往月经规律,3~4 天 /28~30 天,经量偏少,经色红,小血块。

7年前放置宫内节育环后月经常拖延6~7天干净,近1年来经期更是延长,需要10天左右方净。末次月经7月8日,经量不多,经色偏暗,夹血块,淋漓不断,至今11天仍未干净。现血量少,血色暗,腰酸腹坠隐痛,晨起口苦,纳便正常,睡眠一般。平时带下量多色黄无异味。舌质略红,苔薄白,脉细。治以清利湿热、凉血止血,方用白头翁汤合葛根芩连汤加味:白头翁15g、黄柏9g、黄连3g、秦皮9g、葛根15g、黄芩9g、甘草6g、地榆12g、贯众12g。4剂,中药配方颗粒剂,开水冲服。

2013年7月27日二诊:服1剂后经血即止。妇科检查发现宫颈重度糜烂,宫体压痛,两侧附件压痛。带下偏多,色黄,无异味,舌脉同前,转方四逆散合葛根芩连汤、薏苡附子败酱散加味专攻慢性盆腔炎。

按语: 综合分析本案病症可知,汤氏经期延长证属湿热交阻。以白头翁汤合葛根芩连汤清热燥湿、凉血止血,再加地榆、贯众增强凉血止血之力,故能1剂而血止。

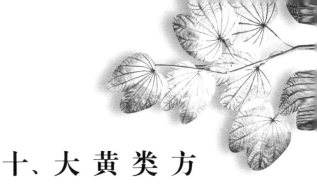

十、大黄类方

　　大黄以蓼科多年生草本植物药用大黄、掌叶大黄和唐古特大黄的根及根茎入药,主产于四川、青海、西藏、甘肃、云南、贵州等地,是中医临床最常用的药物之一。大黄自古以来用作活血药、泻下药和清热药,《神农本草经》记载大黄功效为"下瘀血、血闭、寒热,破癥瘕积聚、留饮、宿食,荡涤肠胃,推陈致新,通利水谷,调中化食,安和五脏"。大黄应用范围极广,《伤寒论》中有16方应用了大黄,如大承气汤、大黄牡丹汤、桃核承气汤、下瘀血汤等。大黄苦寒,性质沉降,善于攻逐,包含大黄的大黄类方基本以"釜底抽薪"泻下的形式使体内之热毒、瘀血、燥屎、宿食、痰湿、虫积等排出,不仅在急性热病、急腹症等危急重症的救治中发挥主要作用,也是很多慢性病症如心脑血管疾患、高脂血症、消化道出血、妇科盆腔炎性疾病等重要的必不可少的药物。

　　妇科产科病症源于下焦血热互结的,大黄是不可或缺的药物。最早用大黄专治妇科病者,首推张仲景,其在《金匮要略·妇人杂病脉证并治》中就提到"妇人少腹满如敦状,小便微难而不渴,生后者,此为水与血并结在血室也,大黄甘遂汤主之",还指出"妇人经水不利下,抵当汤主之"。大黄甘遂汤及抵当汤均以大黄为主药。罗谦甫在《卫生宝鉴》中创制血极膏治妇人干血气,用一味大黄为末酽醋熬膏热酒化开温服以通利经脉,并谓此方"大便利一二行后,红脉自下,是妇人之仙药也"。

　　大黄作用峻烈,使用不当,会产生不良反应,所以明代张景岳再三告诫说:"用之多寡,酌人实虚;假实误用,与鸩相类。"大黄有生用熟用之别,如果没有便秘,一律用熟大黄或酒大黄,以免过于泻下而出现津伤及阴的不良反应。

（一）桃核承气汤

【经典文献】

[条文] 太阳病不解，热结膀胱，其人如狂，血自下，下者愈。其外不解者，尚未可攻，当先解其外。外解已，但少腹急结者，乃可攻之，宜桃核承气汤。（《伤寒论·辨太阳病脉证并治》第106条）

[组成] 桃仁五十个（去皮尖） 大黄四两 桂枝二两（去皮） 甘草二两（炙） 芒硝二两

[用法] 上五味，以水七升，煮取二升半，去滓，内芒硝，更上火微沸，下火。先食温服五合，日三服。当微利。

【解析发挥】

桃核承气汤是大黄类方的活血化瘀剂，具有通下逐瘀的作用，张仲景用于治疗"热结膀胱""其人如狂""血自下""少腹急结"等症。这里的膀胱，可拓展为同为下焦的少腹部位，由于热结膀胱，亦即热结下焦，灼伤血络，血热互结，可致人狂躁、出血、少腹拘急疼痛，甚则按之更痛。

【病案举例】

1. 桃核承气汤治疗异位妊娠包块案

张某，女，23岁，2013年10月26日初诊。

主诉：右侧少腹隐痛7天。

患者妊娠53天时发现右侧输卵管妊娠，于9月11日住院行甲氨蝶呤保守治疗，复查血β-HCG 33.14mIU/L出院。近7天来常觉右侧少腹隐痛，伴小腹胀痛，纳食正常，大便结，3～4日才一解。舌质淡红，苔薄白，脉细弱。彩超检查：子宫大小45mm×42mm×51mm，内膜线居中，厚度8mm。左侧卵巢大小正常，未见明显异常回声。右侧卵巢可见一大小35mm×22mm×21mm囊性暗区。右侧附件区可见一大小15mm×12mm×14mm混合性包块，形态欠规则，边界欠清晰，内部回声不均匀。生育史：孕4产2自然流产1异位妊娠1。此为陈旧性异位妊娠包块，当属中医之癥瘕，治以活血化瘀消癥，方用桃核承气汤加味：桂枝9g、桃仁9g、酒大黄9g、芒硝3g、甘草6g、三棱9g、莪术9g、肉桂6g、皂角刺30g、白芷6g、石见穿15g、川牛膝15g。7剂,中药配方颗粒剂,开水冲服。

2013年11月10日二诊:末次月经10月28日,经量多,经色紫红,血块多,7天干净。左少腹胀痛除,大便软,舌脉同前。今复查彩超提示右侧卵巢见一大小32mm×19mm×20mm囊性暗区,右侧附件区见10mm×12mm×8mm混合性包块,余未见异常。守方去芒硝,10剂。

2013年11月21日三诊:现值经前,略有腰酸,乳房微胀,舌脉同前,二诊方加续断12g、生麦芽30g,再进7剂。

2013年12月9日四诊:末次月经11月26日,经量比上次减少,经色红,小血块,7天干净。今复查彩超提示右侧卵巢见一大小25mm×19mm×20mm囊性暗区,余未见异常。舌脉同前,继以二诊方10剂善后。

按语:《素问·骨空论》说"任脉为病……女子带下瘕聚",本案张氏先因异位妊娠,后又甲氨蝶呤伤及任脉,瘀血内阻,积于任脉,致使任脉不通而发瘕聚(陈旧性异位妊娠包块和卵巢囊肿)。虽血热不甚,但以大便结为辨证要点,主以含大黄的桃核承气汤加破血消癥药如三棱、莪术、石见穿、川牛膝等,再合消痰破结之皂角刺、芳香走窜之白芷,能通经脉、下瘀血、散瘕聚。

2. 桃核承气汤治疗人工流产后闭经案

李某,女,32岁,2014年11月3日初诊。

主诉:人工流产术后月经停闭3个月余。

患者7月16日行无痛人工流产术后月经一直未转,9月10日查彩超子宫内膜6mm,服雌孕激素合剂以期人工周期疗法,停药后至今月经仍不转。平素月经周期规律,6～7天/26～28天,经量中等,经色红,小血块。刻下纳食、睡眠均可,大便偏结,带下不多。舌质淡红,苔薄白,脉细。复查彩超子宫内膜14mm,直肠子宫陷凹积液13mm。治以活血化瘀通经,方用桃核承气汤去芒硝合下瘀血汤加味:桂枝9g、桃仁9g、酒大黄9g、甘草6g、土鳖虫12g、三棱9g、莪术9g、鸡血藤30g、川牛膝15g、肉桂6g、黄芪15g。5剂,中药配方颗粒剂,开水冲服。

2014年11月8日二诊:月经未转,二便正常,略有腰酸,小腹微微下坠。舌脉同前,守方再进5剂。

2014 年 11 月 20 日三诊：月经于 11 月 10 日来潮，经量稍多，经色紫红，多血块，7 天干净。改肾气丸加味调补冲任。

按语：本案李氏无痛人工流产术后月经一直未潮，虽以性激素人工周期疗法治疗，子宫内膜虽生长较厚而依然无效，皆因人工流产损伤冲任、瘀血内阻所致。以桃核承气汤合下瘀血汤加三棱、莪术、川牛膝、鸡血藤活血化瘀，加黄芪、肉桂益气通利，7 剂则经脉通、经水下。

（二）大黄牡丹汤

【经典文献】

[条文] 肠痈者，少腹肿痞，按之即痛如淋，小便自调，时时发热，自汗出，复恶寒。其脉迟紧者，脓未成，可下之，当有血。脉洪数者，脓已成，不可下也。大黄牡丹汤主之。（《金匮要略·疮痈肠痈浸淫病脉证并治》第 4 条）

[组成] 大黄四两　牡丹一两　桃仁五十个　瓜子半升　芒硝三合

[用法] 上五味，以水六升，煮取一升，去滓，内芒硝，再煮沸，顿服之，有脓当下，如无脓，当下血。

【解析发挥】

大黄牡丹汤是著名的治疗急腹症的方剂，适用于肠痈急性发作而出现"少腹肿痞，按之即痛如淋，小便自调，时时发热，自汗出，复恶寒"。本方以大黄、牡丹皮、芒硝、桃仁、冬瓜子五味药物相合起到清热祛瘀、排脓解毒的功效，现代常常移用于下焦热毒蕴结所致的急性或亚急性盆腔炎。如果属于慢性盆腔炎，只要见下腹疼痛而大便秘结且因为湿热者，便可使用。服药之后务使大便下如糜状，方可起到釜底抽薪之功。

大黄牡丹汤和桃核承气汤都含有大黄、桃仁和芒硝，都是以泄热通腑逐瘀为主要功效。大黄牡丹汤另外以牡丹皮和冬瓜子为伍，偏于清燮湿热，更适用于下焦湿热交结证；桃核承气汤则还含有桂枝和甘草，偏于温通经脉，更适合治疗瘀热互结下焦之证。

【病案举例】

1. 大黄牡丹汤治疗慢性盆腔炎案

赵某,女,33 岁,2013 年 7 月 25 日初诊。

主诉:反复少腹隐痛,再发 7 天。

患者原有慢性盆腔炎病史,时发少腹隐痛,静脉滴注左氧氟沙星有效。末次月经 7 月 13 日,经量偏少,色偏暗,小血块。7 天前又发左少腹疼痛,静脉滴注左氧氟沙星 5 天效缓。近 2 天左少腹仍疼痛剧烈,带下色黄量多,有异味。小便频急,大便干结,3 日未解。舌尖红,舌边色瘀紫,苔薄黄,脉弦略数。生育史:孕 6 产 2 人工流产 2 异位妊娠 2,两侧输卵管已切除。治以清热利湿、祛瘀通腑,方用大黄牡丹汤合枳实芍药散、赤小豆当归散加味:酒大黄 9g、牡丹皮 9g、桃仁 9g、冬瓜子 15g、芒硝 6g、枳实 9g、赤芍 30g、赤小豆 30g、当归 9g、大血藤 15g、败酱草 15g。3 剂,中药配方颗粒剂,开水冲服。

2013 年 7 月 28 日二诊:药进 1 剂,左少腹疼痛若失,大便通畅,带下量仍较多,色微黄,异味除。舌脉同上,守方续进 7 剂。

按语:本案赵氏多次妇科手术,湿热瘀阻下焦,以致多次反复小腹疼痛。以少腹剧痛、部位不移、小便频急、大便干结为辨证要点,状如肠痛,以大黄牡丹汤荡涤腑中胶结之湿浊瘀热,合枳实芍药散行气止痛、赤小豆当归散活血利湿,3 剂获效。

2. 大黄牡丹汤治疗产后腹痛案

董某,女,27 岁,2013 年 5 月 24 日初诊。

主诉:产后反复小腹疼痛 1 月余,再发 8 天。

患者 3 月 13 日顺产一男婴,后于 3 月 28 日发热伴小腹阵发性腹痛明显,入院诊为"急性盆腔炎",以抗生素治疗 7 天出院。5 月 16 日起又发小腹疼痛坠胀。现面色红赤,自觉身热,口干喜饮,口气重,纳食好,大便干结,2～3 天大解 1 次,小腹疼痛坠胀。乳汁足,全母乳喂养,常乳房胀满。舌质红,苔厚腻微黄,脉弦滑。治以泄热通腑、行气止痛,方用大黄牡丹汤合枳实芍药散加味:酒大黄 9g、牡丹皮 9g、桃仁 9g、冬瓜子 15g、芒硝 6g、枳实 9g、赤芍 30g、大血藤 15g、败酱草 15g、蒲公英 30g。3 剂,中药配方颗粒剂,开水冲服。嘱暂停哺乳,但每日须用吸奶器清空乳汁。

2013年5月27日二诊：服药之后，大便稀溏，日行2～3次，小腹疼痛明显减轻，口气除，舌质仍红，舌苔转薄，脉象同前，守方去芒硝再进3剂。

2013年5月30日三诊：小腹疼痛消失，舌质转淡红，苔薄白，脉滑，二诊方减赤芍量至15g，续进5剂巩固。

按语：本案董氏产后进补又少动，宿食蕴热阻滞肠腑、气机不通则小腹疼痛、大便干结；浊热上冲则面赤、身热、口臭；火热伤津则口干。虽然前人有"产后勿攻"之教诲，但《素问·六元正纪大论》云"有故无殒，亦无殒也"，先辈也常常告诫后人"勿拘于产后，亦勿忘于产后"，果断以釜底抽薪之法泄热通腑，果然迅速起效。

（三）己椒苈黄丸

【经典文献】

[条文] 腹满，口舌干燥，此肠间有水气，己椒苈黄丸主之。（《金匮要略·痰饮咳嗽病脉证并治》第29条）

[组成] 防己　椒目　葶苈（熬）　大黄各一两

[用法] 上四味，末之，蜜丸如梧子大，先食饮服一丸，日三服，稍增，口中有津液。渴者，加芒硝半两。

【解析发挥】

己椒苈黄丸是治疗"肠间有水气"的方剂，方中防己、椒目、葶苈子疏利水饮从小便出，大黄通导秽浊从大便出，前后分消，水饮得利。事实上，应用己椒苈黄丸治疗水饮证，只需辨病变属性，而不必拘泥病变部位局限于"大肠"，妇科病症以水饮为患者亦可据证选用。

【病案举例】

己椒苈黄丸治疗输卵管积水案

帅某，女，35岁，2014年4月17日初诊。

主诉：发现右侧输卵管积水1年余。

患者婚后育有1子，长期宫内节育环避孕。后取环准备再孕，未避孕而未受孕已2年。2011年在外院经子宫输卵管造影检查，诊为右侧输卵管积水，左侧输卵管通而不畅，尝试腹腔镜手术治疗，镜下显示右侧输卵管迂曲、肿胀，跟"泡在水里似的"（主刀医生原话），术后至今亦未受孕。因为工作繁忙、害怕打针等诸多因素，又未能尝试辅助生殖技术，此次前来求助中医也是想顺其自然。患者月经周期30～37天，5～6天净，经量正常，经色偏暗，夹血块，偶有痛经，经前腰酸、乳房胀痛明显，末次月经4月7日。平素容易腰酸腰重，腰部以下怕风冷，必须注意腰部保暖，从不穿着低腰裤及裙装，否则腰冷腰痛。带下量较多，质稀，无异味。胃纳可，大便黏滞。舌淡红质润，边有齿痕，苔薄白，脉细尺沉。当日彩超检查显示：子宫52mm×43mm×38mm，子宫内膜厚度6mm，右侧附件区可见一囊性暗区，大小约36mm×15mm×30mm，形态不规则，壁毛糙，内部透声好。治以温阳利水、通利胞络，方用己椒苈黄丸合甘姜苓术汤、薏苡附子败酱散加味：防己9g、花椒9g、葶苈子15g、酒大黄6g、干姜15g、茯苓15g、炒白术12g、甘草6g、薏苡仁30g、附片6g、败酱草15g、白芷6g、路路通15g。10剂，中药配方颗粒剂，开水冲服。

2014年4月27日二诊：舌脉同上，守上方再进10剂。

2014年5月18日三诊：末次月经5月10日，此次经前未出现乳房胀痛，也未觉腰酸。彩超检查显示：右侧附件区囊性暗区大小减至25mm×11mm×18mm。舌脉同前，继续守方10剂。

后以原方共进60剂，腰酸腰部怕冷明显减轻，伏天可以穿裙。2014年7月20日经子宫输卵管造影显示两侧输卵管通而不畅，改四逆散合甘姜苓术汤、桂枝茯苓丸加路路通、土鳖虫调治。2014年11月患者成功受孕，2015年8月顺产一女婴。

按语： 输卵管积水在妇科不孕症中多见。输卵管内所含的清亮液体，从中医的角度来看，当属于痰饮流溢之属，与己椒苈黄丸证之"肠间有水气"颇为对应。结合外症腰酸腰冷、舌质淡润边有齿痕的表现，可知是寒湿阻滞，这与"肠间有水气"一症病机相符。内症治以己椒苈黄丸，外症方选甘姜苓术汤，再合薏苡附子败酱散，是专攻温阳利水。由于本案属阳虚寒湿，椒目性寒，恐为不妥，故将花椒代替椒目，考《名医别录》称花椒能疗"心腹留饮"，与椒目作用不相上下，且花椒辛温更能对症，这也符合仲景所云"病痰饮者，当以温药和之"。本案应用大黄是取其活血作用，故以酒制加工品入药。白芷辛散走窜,能燥湿排脓;路路通利水通经,本案合用,共奏奇效,多年顽疾,竟能数十剂而愈。

(四)茵陈蒿汤

【经典文献】

[条文]

1. 阳明病,发热汗出者,此为热越,不能发黄也;但头汗出,身无汗,剂颈而还,小便不利,渴引水浆者,此为瘀热在里,身必发黄,茵陈蒿汤主之。(《伤寒论·辨阳明病脉证并治》第236条)

2. 伤寒七八日,身黄如橘子色,小便不利,腹微满者,茵陈蒿汤主之。(《伤寒论·辨阳明病脉证并治》第260条)

3. 谷疸之为病,寒热不食,食即头眩,心胸不安,久久发黄,为谷疸,茵陈蒿汤主之。(《金匮要略·黄疸病脉证并治》第13条)

[组成] 茵陈蒿六两　栀子十四枚(擘)　大黄二两(去皮)

[用法] 上三味,以水一斗二升,先煮茵陈,减六升,内二味,煮取三升,去滓,分三服。小便当利,尿如皂荚汁状,色正赤,一宿腹减,黄从小便去也。

【解析发挥】

茵陈蒿汤是治疗黄疸的基础方,临床多用于表现为阳黄的疾病,对妇科疾病的运用甚少。其中茵陈主入肝、脾两经,虽以退黄疸之功见长,但其根本是清利湿热,《本草钩述元》谓茵陈"发陈致新,与他味之逐湿热者殊,而渗利为功者,尤难相匹"。再者,茵陈气味芳香,质轻升浮,能疏肝气、解肝郁、泄肝热,张锡纯治高血压之名方"镇肝熄风汤"中含有茵陈,即是用茵陈来清泄肝热、疏理肝气,防止过用龙骨、牡蛎、龟甲、赭石等重镇之品影响肝气条达。又栀子性味苦寒,但《本草衍义》谓之"虽寒无毒",《本草经疏》言其能"泻一切有余之火""火降则血自归经",因此,栀子是清热凉血止血之良药。

茵陈蒿汤以茵陈、栀子和大黄合而为方,据上分析可知,将茵陈蒿汤移用妇科湿热、出血诸症可获一定疗效。事实上,清人傅山早就对茵陈蒿汤的主要药对茵陈 - 栀子及栀子 - 大黄治疗妇科病症做过尝试,其一是加味逍遥散(包含了茵陈和栀子)主治湿热留滞肝经的青带,其二是利火汤(包含了栀子和大黄)主治郁火凝结于肝经的黑带,两者均以泄火退热、除湿止带为奇效。

【病案举例】

1. 茵陈蒿汤合方治疗带下案

章某,女,24岁,2013年11月3日初诊。

主诉:经前带下量多半年。

患者平素月经规则,6~7天/28~32天,经量中等,经色红,小血块。近半年来每次月经来潮前10天左右出现带下量多,色青绿并有异味,同房后可见带下夹有血丝。外院诊为宫颈糜烂、细菌性阴道炎,以保妇康栓、甲硝唑栓、妇科千金片等外用内服治疗,效果不显。末次月经10月10日,带下量多、色青绿、有异味已有2日,伴有轻微腰酸,小便频急,大便偏干,晨起口苦。纳食无异,睡眠尚可。舌质淡红,苔前半薄白后半略黄腻,脉细略滑。治以清利湿热、除湿止带,方用茵陈蒿汤合三物黄芩汤加味:茵陈15g、栀子9g、酒大黄6g、黄芩9g、苦参6g、地黄15g、苍术12g、薏苡仁30g、牛膝15g、土茯苓15g。5剂,中药配方颗粒剂,开水冲服。

2013年11月8日二诊:带下明显减少,颜色转淡黄,少许异味,小便频急感消失。舌质淡红,后半部舌苔转薄,脉细滑,经期将至,上方稍做修改:茵陈15g、栀子9g、酒大黄6g、苍术12g、黄柏6g、薏苡仁30g、牛膝15g、白芷6g、土茯苓15g。5剂,中药配方颗粒剂,开水冲服。

2013年12月1日三诊:末次月经11月11日。现值经前,带下量稍多但明显较服药前减少,色清、无异味。舌脉同二诊,以二诊方调整巩固:茵陈15g、栀子6g、酒大黄6g、苍术12g、黄柏6g、薏苡仁15g、牛膝15g、白芷6g、土茯苓15g。5剂,中药配方颗粒剂,开水冲服。

按语:傅青主谓"青带乃肝经之湿热",治疗应"解肝木之火,利膀胱之水"。本案章氏青带借用泄肝火、除湿热之茵陈蒿汤,既"解肝木之火"又"利膀胱之水",是为正治。考虑到小便频急亦是湿热下注所致,湿热为患,极易伤阴,何况溺多津伤更需兼顾养阴,故合用三物黄芩汤养阴清热、燥湿利尿。再伍苍术、薏苡仁、土茯苓、牛膝加强健脾祛湿之力,自然能一诊起效。二诊后因小便正常,又经期临近,当以通利为要,改方为茵陈蒿汤合四妙散加味,因势利导同时兼顾经期以泻为要的特点,达到了预期疗效。

2. 茵陈蒿汤合方治疗经期过长案

史某,女,32岁,2014年7月3日初诊。

主诉:月经点滴淋漓不净已9天。

患者平素月经规则,6~7天/28~32天,经量中等,经色红,小血块。末次月经6月24日,前5天经量与往常大致,经色偏暗,小血块,后月经量少淋漓,至今9天经血依然未净。腰背酸痛,左少腹略有胀痛,大便黏滞,常粘便池。舌质略红,边有齿痕,苔薄白,脉细略数。治以清利湿热、调气止血,方选茵陈蒿汤合柏叶汤、枳实芍药散加味:茵陈15g、焦栀子6g、大黄炭6g、侧柏叶15g、艾叶6g、炮姜6g、枳实9g、炒白芍15g、金银花15g。4剂,中药配方颗粒剂,开水冲服。

2014年7月6日二诊:药进1剂血止,大便仍黏,时有腰酸,舌脉同前。妇科检查左侧附件有压痛。彩超提示直肠子宫陷凹21mm×11mm积液。改四逆散合当归芍药散加味:柴胡9g、枳壳9g、炒白芍12g、当归9g、川芎6g、茯苓12g、炒白术12g、泽泻15g、大血藤30g、金银花15g。7剂,中药配方颗粒剂,开水冲服。

按语:结合脉症,本案经期过长,湿热为患昭然,以茵陈蒿汤合柏叶汤、枳实芍药散加味清利湿热、调气止血,覆杯而愈。由此可知,茵陈蒿汤不仅清湿热效佳,鉴于栀子、大黄的清热凉血止血作用,并选用炭制加工品,是以茵陈蒿汤还可用治妇科血证属血热、湿热者。

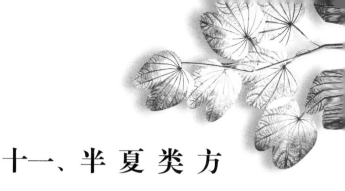

十一、半夏类方

半夏为天南星科半夏属植物半夏的块茎。《神农本草经》认为半夏"味辛、平,主伤寒寒热、心下坚、下气、喉咽肿痛、头眩、胸胀咳逆、肠鸣、止汗"。现代普遍认为半夏辛开诸结,具有燥湿化痰、降逆止呕、消痞散结的功效,是化痰的良药。半夏所治之痰,不仅是指咳、吐的肉眼可见的有形之痰,还指滞留体内的无形之痰。临床上因痰所致的病症相当多,如痰迷心窍、痰瘀交结、痰阻胞宫等,因此,中医有"百病多由痰作祟"之说。

半夏,生于夏至前后,此时,天地间一阴生,不再是纯阳之气,《本草新编》又曰"半夏性沉而降",半夏得阴气而生,能降手足阳明冲逆之气,故能化痰、止呕和消痞。《素问·厥论》云"阳明厥逆,喘咳身热,善惊衄呕血"。又冲脉隶属于阳明,若阳明气逆,冲气上干,气逆则血逆,血不能下充于血海,势必上行为吐衄之疾,在女子则为倒经、闭经。故降阳明,即是降冲气。阳明为水谷之海,阳明盛,则水谷精微充养冲任。半夏引阳明之气从阳明经入于冲脉,冲脉盛,任脉通,冲任相资,敷布阴液到胞宫而为经孕之本,月事则能应时而下。《金匮要略》温经汤用半夏正有此意。

(一)半夏泻心汤

【经典文献】

[条文]

1.伤寒五六日,呕而发热者,柴胡汤证具,而以他药下之,柴胡证仍在者,复与柴胡汤。此虽已下之,不为逆,必蒸蒸而振,却发热汗出而解。

若心下满而硬痛者,此为结胸也,大陷胸汤主之。但满而不痛者,此为痞,柴胡不中与之,宜半夏泻心汤。(《伤寒论·辨太阳病脉证并治》第149条)

2. 呕而肠鸣,心下痞者,半夏泻心汤主之。(《金匮要略·呕吐哕下利病脉证治》第10条)

[组成] 半夏半升(洗) 黄芩 干姜 人参 甘草(炙)各三两 黄连一两 大枣十二枚(擘)

[用法] 上七味,以水一斗,煮取六升,去滓,再煎取三升,温服一升,日三服。

【解析发挥】

根据《金匮要略》原文所描述的"呕而肠鸣""心下痞"可知,半夏泻心汤的病症特点当有在上、在中和在下三部的异常,即分别是"上呕""中痞"和"下利"。本方证的根本是寒热交结,脾胃不和。寒热中阻故痞,胃失和降则呕,脾失升清则利。本方证的关键点在于"中痞",所谓"泻心"其实是"泻胃",即降逆胃气。

【病案举例】

1. 半夏泻心汤合枳术丸治疗胎漏案

萧某,女,32岁,2013年9月8日初诊。

主诉:妊娠伴阴道间断出血2个月。

患者妊娠近3个月,2个月前阴道间断流血,其间遍服各类中西药物止血、安胎,但疗效甚微。查其病历可知前服中药多为补肾益气、凉血止血安胎之类。刻下症见阴道少量流血,色红,无明显腰酸,无明显腹痛。神疲纳呆,胃脘满闷,食多则胀,不敢多食,泛吐白唾沫,恶心欲呕,大便溏黏,睡眠欠佳。舌质淡红,苔白厚,中心略黄腻,脉弦细。彩超检查提示"活胎尚存"。治以辛开苦降,益气和中,佐以止血安胎,方用半夏泻心汤合枳术丸加味:法半夏9g、黄芩9g、黄连3g、干姜6g、党参9g、大枣9g、仙鹤草30g、枳壳9g、白术12g、阿胶9g、甘草6g。5剂,中药配方颗粒剂,开水冲服。

2013年9月13日二诊:药进3剂出血即止,胃脘不适大有好转,纳食增加,舌苔转薄,但仍觉乏力。效不更方,上方去枳壳再进5剂。

按语：胎漏一病临床一般多从气虚、血热、肾虚、跌仆等致冲任损伤、胎元不固论治。此案是由寒热互结中焦，脾胃不和，气机升降失常，脾之清阳不升而致胎元不固。这也就是为何先前遍服补肾益气、凉血止血、固冲安胎类药数十剂而不效的原因。本案紧抓"泛吐白唾沫，恶心欲呕"（即"上呕"）、"胃脘满闷，食多则胀，不敢多食"（即"中痞"）和"大便溏黏"（即"下利"），以半夏泻心汤投之，寒去湿化热消，正复邪除，气机升降协调，脾阳以升，冲任得固，胎漏则愈。果然，方证辨证是辨证的尖端，前辈之言诚不我欺。

2. 半夏泻心汤合茵陈蒿汤治疗带下案

张某，女，34岁，2013年8月22日初诊。

主诉：带下过多6个月，加重伴色质异常近2个月。

6个月前患者带下量多、绵绵不断，近2个月加重伴色质异常。现症见：带下色黄质黏稠而臭秽，腰腹下坠胀痛，胸脘痞闷，神倦乏力，少气懒言，口干不欲饮，时作干呕，大便黏滞，舌质淡红，苔黄而厚腻，脉滑略数。月经基本规律，末次月经8月1日。治以辛开苦降、温化清利，投半夏泻心汤合茵陈蒿汤加味。处方：法半夏9g、干姜9g、黄芩9g、黄连3g、党参9g、大枣9g、茵陈12g、栀子6g、酒大黄6g、炙甘草6g。5剂，中药配方颗粒剂，开水冲服。

2013年8月27日二诊：药进2剂后带下明显减少，现自觉全身气机顺畅，食欲好转，舌苔转薄，守前方再服5剂，经期不停药。

按语：本案乍看与下焦湿热有关，但细细斟酌，实非单因下焦湿热所为。据"胸脘痞闷""口干不欲饮，时作干呕"所知，当是湿热邪困中焦、气机失调、渐及下焦而致带脉不约。投半夏泻心汤以寒热并用、苦辛同施，再合茵陈蒿汤，使寒湿温化、湿热清利、气机协调，脾阳得升，带脉以约，遂病愈。

3. 半夏泻心汤治疗妊娠恶阻案

谈某，24岁，女，2013年11月28日初诊。

主诉：妊娠伴反复恶心呕吐，再发加重20天。

患者已妊娠11周+2天，妊娠约50天时出现恶心呕吐，曾以"妊娠恶阻"住院治疗，恶心呕吐好转，但近20天来恶心呕吐又频繁出现，且有加重趋势。现恶心、呕吐频频，先吐清水，继吐酸水，再呕咖色黏液。胸闷脘痞,纳呆,神倦,少气懒言,口苦咽干不欲饮,大便溏。舌质淡红,舌苔白腻,中心微黄,脉细滑略弦。治当寒热并调、和胃降逆,方用半夏泻心汤合苓桂术甘汤加味:姜半夏9g、黄芩9g、黄连3g、干姜9g、人参6g、大枣9g、甘草6g、茯苓30g、桂枝6g、炒白术12g。5剂,中药配方颗粒剂,开水冲服。

2013年12月20日二诊:服完上方呕吐止,纳食增,精神好,未再续方。5天前因吃炒米粉后又发呕吐清涎伴酸水,但程度较首诊轻。舌质淡红,苔白微腻,脉细滑,继以上方略事加减:半夏9g、黄芩9g、黄连3g、干姜9g、党参12g、大枣9g、甘草6g、茯苓15g、桂枝6g、炒白术12g。5剂。

按语:妊娠恶阻一病不离胃失和降之理,其胃失和降有单因寒者、有单因热者,亦有寒热错杂者。本案即为寒热虚实并见之证,本因脾胃气虚,寒湿中生,胎气郁热上冲所致。凡此类妊娠恶阻每以半夏泻心汤加减治之而获良效。况半夏泻心汤中本含有半夏、干姜和人参,此三药合即为干姜人参半夏丸,《金匮要略·妇人妊娠病脉证并治》有云:"妊娠呕吐不止,干姜人参半夏丸主之。"清人魏念庭称干姜人参半夏丸为"用治虚寒之妊娠家至善之法也"。兼热加黄芩、黄连,兼气滞则加砂仁、紫苏梗、陈皮等,此方能通治一切妊娠恶阻。

(二)半夏厚朴汤

【经典文献】

[条文] 妇人咽中如有炙脔,半夏厚朴汤主之。(《金匮要略·妇人杂病脉证并治》第5条)

[组成] 半夏一升　厚朴三两　茯苓四两　生姜五两　干苏叶二两

[用法] 上五味,以水七升,煮取四升,分温四服,日三夜一服。

【解析发挥】

咽中如有炙脔,即咽喉异物感,因此,半夏厚朴汤是治疗咽喉异物感的专方。此症是由七情郁结、痰涎凝聚于咽喉所成。明人徐彬说:"气为积寒所伤,不与血和,血中之气溢而浮于咽中,得水湿之气而凝结难移。妇人血分受寒,多积冷结气,最易得此病,男子亦间有之。"以药测证,本方用半夏消痞散结、降逆下气，以紫苏叶合厚朴一升一降燥湿顺气，以生姜和茯苓健脾散水气，脾乃生痰之源，本方从中焦入手，对因气滞痰阻引起的胸闷、腹胀、嗳气、痰多的其他病症亦是良方。《太平惠民和剂局方》即言："或中脘痞满，气不舒快，或痰涎壅盛，上气喘急，或因痰饮中结，呕逆恶心，并宜服之。"

方中紫苏叶通常用紫苏梗代替，缘紫苏梗更具理气宽中的功效。

【病案举例】

1. 半夏厚朴汤治疗妊娠恶阻案

付某，女，23岁，2013年11月5日初诊。

主诉：妊娠伴胸闷、恶心、头晕7天，加重3天。

患者已妊娠67天，7天前坐公交车前往装修新房工地后自觉胸闷、恶心并头晕，近3日有加重趋势，不能闻炒菜油烟，闻则欲呕。现症见神疲，面黄，少言，胸闷，胸骨后部位不适，纳可但不敢多食，食多则脘胀，大便平，眠尚安。舌质淡红，苔略白腻，脉细滑。治以行气燥湿、和胃降逆，方投半夏厚朴汤：姜半夏9g、姜厚朴9g、茯苓12g、紫苏梗9g、生姜（自备）15g。3剂，以500ml水煮至300ml汤液，日夜少量不拘时频服。

2013年11月20日二诊：服药之后恶心、胸闷消失。前天晚上因与婆母小有争执，昨天起又觉胸闷时有恶心，舌脉同前，效不更方，继以原方再吃3剂。嘱咐少油腻、高蛋白饮食，保持好心情，少生闷气。

按语： 本案妊娠恶阻伴胸闷、胸骨后部位不适、食多脘胀，据证分析应是痰气阻塞、气机升降失常所致。以"胸骨后部位不适"为切入点，理解为"咽中如有炙脔"，投半夏厚朴汤3剂日夜频服，果然效如桴鼓。

2. 半夏厚朴汤合方治疗闭经案

汪某，女，32岁，2013年3月20日初诊。

主诉：月经推迟34天未至。

患者既往月经基本规律，7天/30天，近2年来，身体渐胖，月经也逐渐紊乱，或前或后，现2个月余月经仍未至。平素胸闷脘胀不舒，泛恶少食，口淡无味，偶有头眩心悸，肢倦无力，白带较多。舌质淡红，边有齿痕，苔薄白微腻，脉细滑。原有乙型肝炎"小三阳"病史，尿HCG（－），彩超检查子宫内膜9mm，未发现明显孕囊，宫内节育环位置正常。治以燥湿化痰、行气调经,方用半夏厚朴汤合越鞠丸加味:法半夏 9g、厚朴 9g、茯苓12g、紫苏梗 9g、生姜 9g、苍术 12g、香附 9g、川芎 9g、神曲 9g、栀子 6g、当归 9g、益母草 30g。7 剂,中药配方颗粒剂,开水冲服。

2013 年 3 月 27 日二诊:月经未转,胸闷胀满减轻,食欲增加,舌脉如上,守方再服 7 剂。

2013 年 4 月 15 日三诊:末次月经 3 月 30 日来潮,量色如常,7 天干净。舌质淡红,舌边齿痕缩小,舌苔转薄,脉细,上方稍事调整:法半夏9g、厚朴 9g、茯苓 12g、紫苏梗 9g、生姜 9g、苍术 12g、香附 9g、川芎 9g、神曲 9g、栀子 6g、当归 9g,10 剂。

按语:经闭之因,不外血亏、血滞、气阻、痰结。本案乃痰湿内闭,胞脉被阻,气机郁滞,选半夏厚朴汤化痰湿,宽胸理气,配越鞠丸加强理气宽中、燥湿化痰之功,更佐以当归、益母草以活血调经,诸药合用故能启宫开闭、收效较速。

3. 半夏泻心汤治疗不孕案

余某,女,26 岁,2013 年 3 月 11 日初诊。

主诉:婚后正常同居未避孕而未孕 6 年。

患者 6 年前结婚,婚后正常同居未避孕,一直未孕。外院经子宫输卵管造影诊为左侧输卵管通而不畅,历年多方求医,屡治鲜效。查其病历,中药以健脾益肾、疏肝养血、活血通络者居多。平素月经常后推,6~7 天 /35~42 天,量色正常,经前常有乳房胀痛。自述 5 年前正值经期与人争吵而昏厥、月经骤停,此后常觉头晕目眩,胸胁胀满,咽中有异物感,吐之不出,咽之不下。末次月经 2 月 21 日。舌质淡红,边有齿痕,苔白稍腻,脉细弦尺沉。此乃肝气郁滞、痰湿内停,治以半夏厚朴汤合越鞠丸加味:法半夏 9g、厚朴 9g、茯苓 12g、紫苏梗 9g、生姜 12g、炒白术 12g、香附 9g、川芎 9g、神曲 9g、栀子 6g、路路通 15g、红花 6g。10 剂,中药配方颗粒剂,开水冲服。

2013 年 4 月 1 日二诊:末次月经 3 月 23 日,7 天干净。药后胸闷、咽中异物感减轻。舌脉同前,上方去红花加当归 9g,10 剂。嘱调情志,少生气。

后再以二诊方于经后调治 2 个月经周期,胸闷、咽中异物感基本消失,于同年 6 月有孕。

按语：妇人杂病多因虚、积冷、结气三因所致，而结气尤为诸恙之本。肝气郁结，痰湿内生，阻滞经脉，气血不行，病及冲任，则月经衍时而至，甚或闭止，故不孕。以"咽中有异物感"试用半夏厚朴汤以顺气散结，再合越鞠丸行气解郁，加路路通通利胞络、红花活血催经，故能气机畅顺、胞脉通利。经后兼以养血，改红花为当归，合川芎成佛手散，功能行气活血，《济阴纲目》称佛手散"一切胎前产后，危急狼狈垂死等证，并皆治之"。如此调治，共35剂而能成功受孕。

（三）温胆汤

【经典文献】

[条文]

1. 治大病后，虚烦不得眠，此胆寒故也，此药主之。又治惊悸。（《三因极一病证方论》卷九）

2. 治心胆虚怯，触事易惊，或梦寐不祥，或异象惑，遂致心惊胆慑，气郁生涎，涎与气搏，变生诸证，或短气悸乏，或复自汗，四肢浮肿，饮食无味，心虚烦闷，坐卧不安。（《三因极一病证方论》卷十）

[组成] 半夏(汤洗七次) 竹茹 枳实(麸炒去瓤)各二两 陈皮三两 甘草一两(炙) 茯苓一两半

[用法] 上锉为散，每服四大钱，水一盏半，姜五片，枣一枚，煎七分，去滓，食前服。

【解析发挥】

胆为清净之府，性喜宁谧而恶烦扰。若胆为邪扰，失其宁谧，则胆怯易惊、心烦不眠、夜多异梦、惊悸不安；胆胃不和，胃失和降，则呕吐痰涎或呃逆、心悸；痰蒙清窍，则可发为眩晕，甚至癫痫。温胆汤虽然名为"温胆"，实则清胆镇静，是治疗胆怯易惊、头眩心悸、心烦不眠、夜多异梦的良方。这些病症多因素体胆气不足，复由情志不遂，胆失疏泄，气郁生痰，痰浊内扰，胆胃不和所致。所以温胆汤证除有惊悸、失眠等神志异常外，还须有恶心呕吐、口苦口黏、舌苔白腻等症。

【病案举例】

1. 温胆汤治疗经行情志异常案

李某,女,32岁,2013年7月9日初诊。

主诉:反复月经前或经期烦躁易怒半年。

患者半年来每逢月经将至或经期动辄发怒,难以自控,口苦,咽喉不利,痰多,胸中懊侬,烦躁不寐,月经过后诸症消失。既往月经规律,6～7天/30～32天,量色正常,末次月经6月16日。平素易于冲动,且痰多。现值经前,情绪易波动,胸中烦闷,入睡困难,晨起口苦,大便偏黏。舌质偏红,苔白腻,脉弦滑而数。治宜清热化痰、宁心定志,方用温胆汤合栀子豉汤、甘麦大枣汤:法半夏12g、陈皮9g、枳实9g、茯苓12g、竹茹15g、甘草6g、栀子9g、豆豉(自备)30粒、淮小麦(自备)30g、大枣(自备)3枚。7剂,水煎服。

2013年7月28日二诊:末次月经7月17日,7天干净。药后情绪稳定,诸症基本消失,唯觉痰多,色微黄。舌质淡红,苔略白腻,脉弦滑,守上方再服7剂。

按语:本案李氏素体多痰,情绪易于冲动,经期血聚冲任,脉失所养,阳气亢奋,阴阳失调,痰火并冲气上扰神明,而致上述诸症。治以温胆汤清热涤痰,合栀子豉汤宣发郁热、清心除烦,加甘麦大枣汤养心安神,复方共用,覆杯而愈。

2. 温胆汤治疗下腹胀痛案

姜某,女,42岁,2013年9月13日初诊。

主诉:下腹胀痛2年。

患者病起于2年前常规体检发现甲状腺结节,当时疑诊为恶性肿瘤,虽经活检病理切片确诊为良性,但手术期间思想包袱重,整日惴惴不安,伴有失眠,时发惊悸,又有腹胀难忍,经多方医治,稍觉缓解。2年来下腹胀痛反复发作,每于晚间尤甚,口服或静脉滴注抗生素略有小效,但始终不能痊愈。亦曾多次服用中药,仍罔效。胃镜、肠镜、盆腔彩超检查未见任何器质性病变。平素月经尚规则,6～7天/30～32天,量色正常,末次月经8月30日。来诊时下腹已疼痛4天,伴腰酸腹胀,肛门坠胀,排气后稍有好转。口干黏、胃纳一般,大便偏黏,睡眠欠安,舌质淡红,苔腻而干,中心色黄而有裂纹,脉细滑。傅师思考再三,想到温胆汤可用来治疗大病后"虚烦不得眠",故以温胆汤合香连丸加味治之:陈皮9g、竹茹30g、法半夏9g、茯苓12g、枳壳9g、甘草6g、黄连3g、木香3g、赤芍9g、白芍9g。7剂,水煎服。

2013年9月20日二诊:自诉2年来从未有过的舒适感,腹胀明显缓解,夜寐转安,大便较前能成形,口中干黏、惊悸之症亦明显缓解,苔中黄腻已消,效不更方,守方再进7剂。

先后服此方共计28剂,2014年9月随访知腹胀腹痛未再现。

按语: 本案姜氏因病后惊吓致胆府不宁,脾失健运,内生痰湿,郁久化热,气机失调,下注肠腑,不通则胀则痛。舌苔腻而干,中心色黄,脉滑,均是内有痰热的佐证。以温胆汤化痰和胆,合香连丸清热化湿、行气止痛,赤芍、白芍并用,合枳壳成枳实芍药散,加强行气止痛之力。温胆汤能理气化痰、清热和胆,这也是本方广泛用于各科疾病包括自主神经功能紊乱、精神系统疾病、消化系统疾病、内分泌系统疾病乃至泌尿生殖系统疾病等之原因所在。

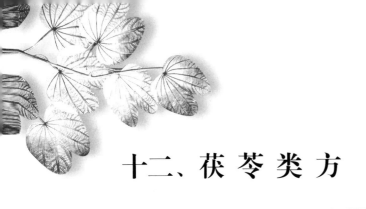

十二、茯苓类方

茯苓为多孔菌科植物茯苓的干燥菌核,是利水渗湿的良药。《神农本草经》谓茯苓"主胸胁逆气,忧恚惊邪恐悸,心下结痛,寒热烦满,咳逆,口焦舌干,利小便"。茯苓主治水湿内停所致的眩、悸、口渴而小便不利者。眩,其义有二,一为眩晕,指患者出现旋转感、上下或左右晃动感、倾斜感、地动感、如坐舟中感等,多伴有恶心呕吐;一为幻觉,指视物有怪异感、恐怖感、恍惚感等,多伴有惊悸、多噩梦等。悸,指跳动,如心慌、心悸、脐腹动悸、肌肉跳动等。眩悸者,常常伴有心神不安、多梦易惊、恍惚健忘等精神神经症状。茯苓所治之口渴,渴感并不严重,惟口内少津而思饮,虽饮而不多,多饮则觉胸腹胀满而短气;有时也可口渴与呕吐并见。茯苓治之小便不利,常表现为小便量少,尿次减少或小便不畅,或伴尿痛、尿急等症状,同时大便多溏薄或如水样,或虽便秘而先干后溏,患者常见浮肿,或浮肿貌。

(一)苓桂术甘汤

【经典文献】

[条文]

1. 伤寒若吐、若下后,心下逆满,气上冲胸,起则头眩,脉沉紧,发汗则动经,身为振振摇者,茯苓桂枝白术甘草汤主之。(《伤寒论·辨太阳病脉证并治》第67条)

2. 心下有痰饮,胸胁支满,目眩,苓桂术甘汤主之。(《金匮要略·痰

饮咳嗽病脉证并治》第16条）

3. 夫短气有微饮,当从小便去之,苓桂术甘汤主之。(《金匮要略·痰饮咳嗽病脉证并治》第17条）

[组成] 茯苓四两　桂枝三两(去皮)　白术　甘草(炙)各二两

[用法] 上四味,以水六升,煮取三升,去滓,分温三服。

【解析发挥】

长期疲劳、紧张、嗜好寒冷之物,均可以使阳气受损,体内的水液停留不化而致病,临床表现常有:眩晕、动悸、胃内振水音、背中冷、咳嗽痰多清稀、胸胁支满、小便不利、苔滑等。苓桂术甘汤即适用于上述病症。张仲景早在《金匮要略·痰饮咳嗽病脉证并治》中提出"病痰饮者,当以温药和之",苓桂术甘汤以甘淡之茯苓配辛温之桂枝,正是温药和之的代表。

【病案举例】

1. 苓桂术甘汤合干姜半夏人参汤治疗妊娠恶阻案

陆某,女,28岁,2014年6月8日初诊。

主诉:妊娠伴头晕呕吐7天。

患者妊娠已57天。平日心下觉寒,稍食则脘腹胀满,不敢贪食,喜食温热。头胎因妊娠恶阻引起严重酮症酸中毒治疗无效,无奈之下而施以人工流产,本次孕后一直小心保胎,但7天前又发头晕呕吐,且日渐加重,鉴于上次西医治疗经验,故直接求助中医。刻下见:神疲,怕冷,头晕,昏昏欲仆,频频欲吐,吐则口水清涎,吐尽方休,呕吐后则汗出身冷、泪眼涟涟。其家属肩挎一整包接呕吐物的塑料袋、吸汗隔汗的毛巾和擦拭眼泪之纸巾。患者并尿少,大便稀,眠差,多梦。舌质淡白,边齿痕,苔略白腻,脉细滑。此为胃寒积饮而吐,非温阳涤饮莫治,方用苓桂术甘汤合干姜半夏人参丸加味:茯苓60g、桂枝9g、炒白术12g、甘草9g、干姜9g、姜半夏12g、人参9g、泽泻30g、旋覆花9g。4剂,中药配方颗粒剂,开水冲服。

2014年6月12日二诊:药后呕吐大减,胃脘觉温热,汗出也明显减少,大便转实。舌脉同前,守方去泽泻、旋覆花,茯苓减至30g,再进4剂。

2014年6月30日三诊:药尽呕吐止,时隔10余日未服药仍纳食香。昨晚因贪吃螺蛳粉后又觉胃脘不适欲呕,偶有泛酸感。舌质淡红,边有齿痕,苔薄白,脉细滑。仍以苓桂术甘汤合干姜半夏人参丸加味:茯苓 30g、桂枝 6g、炒白术 12g、甘草 9g、干姜 6g、姜半夏 12g、人参 6g、牡蛎 15g、吴茱萸 3g、黄连 3g,4 剂。

按语: 本案陆氏妊娠呕吐是素体阳虚胃寒积饮所致,心下逆满,气上冲胸则呕吐清水不止。与苓桂术甘汤温阳化饮,合干姜半夏人参丸降逆止呕,再加旋覆花降逆、泽泻利水,诸药用之果获良验。

2. 苓桂术甘汤合半夏厚朴汤治疗咳而遗尿案

周某,女,38 岁,2013 年 11 月 12 日初诊。

主诉:反复咳嗽 10 个月余。

患者于 2013 年 1 月顺产第 3 胎,产后不及满月,感受寒邪,引起咳嗽,经静脉滴注抗生素治疗,迁延月余咳嗽未尽,引发咳则小便滴出,夜间咳甚,小便淋沥尤多。患病至今已逾 10 个月,中西医治疗皆不效。就诊时面白、体胖、咽痒、喉间痰鸣,咳痰不爽,咳则滴尿,痰少色白,纳食正常。舌质淡红,苔薄白,脉象弦细。听诊两肺未闻及明显干湿啰音。治以温阳收摄止遗,予苓桂术甘汤合半夏厚朴汤:茯苓 12g、桂枝 6g、炒白术 12g、甘草 6g、半夏 9g、厚朴 9g、干姜 6g、紫苏梗 9g。4 剂,中药配方颗粒剂,开水冲服。

2013 年 11 月 16 日二诊:服药 3 剂诸证大减,舌脉同前,守方再进 4 剂。

2014 年 1 月 12 日,患者带其小儿来诊,知药尽咳止,遗尿亦愈。

按语: 本案周氏在产褥期内不甚感寒,以抗生素治疗,殊不知抗生素性味苦寒,苦寒伤阳,无以祛邪,故咳嗽迁延数月未止。脾阳不振,寒饮中生,上泛于肺,肺失宣降,通调水道不利,则咳而遗尿。用苓桂术甘汤温阳化饮,是培土生金而制水饮也;合半夏厚朴汤是开郁化痰;半夏厚朴汤中以干姜易生姜,合甘草成甘草干姜汤,重在温中逐饮。两方合用,以温健脾阳化饮为专攻,故能疗效显著。

3. 苓桂术甘汤加味治疗带下过多案

刘某,女,35 岁,2013 年 8 月 5 日初诊。

主诉:带下量多、清稀如水、淋漓不断 3 年。

患者平素月经规则,6～7 天 /28～32 天,经量中等,经色红,小血块。末次月经 7 月 14 日。近 3 年来带下量多、清稀如水、淋漓不断,气味腥。外院检查诊为宫颈肥大、慢性宫颈炎,服“妇科千金片”“复方杏香兔耳风”

等药疗效不显。来诊时症见：面黄、面有浮肿感，腰膝酸软，腹胀不适，腹内时有肠鸣，大便黏腻，常粘便池。舌质淡红，边有齿痕，舌苔薄白而腻，脉沉弦。此属痰饮内阻，清浊不分，投苓桂术甘汤加味：茯苓30g、炒白术15g、桂枝9g、炙甘草6g、乌药12g。5剂，中药配方颗粒剂，开水冲服。

2013年8月11日二诊：药后带下反而增多，如崩如注，湿透裤裆。大便反转实，舌边齿痕明显缩小，此为水饮外排之象，不效不更方，守方再进5剂。

2013年8月27日三诊：此次服药带下渐渐减少。末次月经8月16日，7天干净。舌脉同前，效不更方，原方再服5剂。

按语：本案带下乃脾虚水停，《妇科玉尺》云："湿土下陷，脾精不守，不能输为营血，而白物下流。"故用苓桂术甘汤以健脾化饮，求本而治。虽5剂而带下反多，当为水饮外出之征象，看似不效实则起效，故不效不更方，仍以原方巩固。后果然带下渐减。

（二）真武汤

【经典文献】

［条文］

1. 太阳病发汗，汗出不解，其人仍发热，心下悸，头眩，身瞤动，振振欲擗地者，真武汤主之。（《伤寒论·辨太阳病脉证并治》第82条）

2. 少阴病，二三日不已，至四五日，腹痛，小便不利，四肢沉重疼痛，自下利者，此为有水气。其人或咳，或小便利，或下利，或呕者，真武汤主之。（《伤寒论·辨少阴病脉证并治》第316条）

［组成］茯苓　芍药　生姜(切)各三两　白术二两　附子一枚(炮，去皮，破八片)

［用法］上五味，以水八升，煮取三升，去滓，温服七合，日三服。

【解析发挥】

真武汤是公认的温阳利水剂，针对阳虚水饮所致的头晕目眩、肌肉跳动、心悸气短、腹泻腹痛、呕吐脘胀、咳喘痰多、小便不利、四肢浮肿等症最是药到病除。阳虚水饮一证与早春的洪涝相似，早春时节春寒料峭、寒气逼人，又遭连绵阴雨，天地阴霾充斥，水湿泛滥，草本枯萎。真武汤以附子、生姜振奋阳气既拨云见日，又合白术、茯苓利水湿，芍药通血痹决渎排涝，多管齐下，故能迅速治理洪涝。真武汤证阳虚明显，是少阴阳气的虚衰，其人多表现为精神萎靡、面色黄暗、倦卧欲寐、畏寒肢冷（尤以下半身、膝盖以下冰冷），脉细弱甚至微细、沉伏。

血与水同为阴液。《灵枢·决气》说"中焦受气取汁，变化而赤，是谓血"，此气即阳气、汁即津液。如果"取汁"太多，那么变化之血太甚，胞宫无以承受过多之血则漏、则崩，所以利水可止血；若是"取汁"不足，虽然血外津液很多，但变化之血太少，甚至无以变化为血，那么在女子可表现为月经量少、月经后期，甚则闭经。如何"取汁"，全然在于"受气"，阳气虚衰，"取汁"即紊乱。真武汤以其温阳利水之功，既帮助"受气"又监督"取汁"，使血之生成合理有序，自然生化无穷。故用真武汤治疗阳虚水饮型妇科血证、闭经等屡见报道，且百试不爽。

【病案举例】

1. 真武汤加味治疗月经过多案

钟某，女，38岁，2013年4月17日初诊。

主诉：月经量多，9天仍未干净。

患者平素月经规则，6～7天/28～32天，经量偏多，经色红，小血块。此次月经按期于4月9日来潮，量多，夹有大血块，经色鲜红，至今仍量多未净。现症见面色苍白，肢厥身冷，腰痛如折，神疲乏力，头晕眼花，纳便正常。舌质淡白边齿痕，苔薄略腻，脉细弱尺沉。腹部彩超检查子宫偏大，57mm×49mm×41mm，子宫内膜厚6mm，宫内节育环位置正常。治以温阳止血，拟真武汤加味：附片9g、炮姜9g、炒白术12g、炒白芍12g、茯苓15g、艾叶9g、人参9g、山茱萸30g、仙鹤草30g。3剂，中药配方颗粒剂，开水冲服。

2013年4月20日二诊：药后经血大减，经水将净，色暗。身冷神疲明显好转，但腰酸，舌脉同前，原方略加调整：附片6g、炮姜6g、炒白术12g、炒白芍12g、茯苓15g、艾叶9g、人参6g、山茱萸15g、仙鹤草30g、菟丝子15g。7剂，中药配方颗粒剂，开水冲服。

按语： 在妇科血证中，失血者常常会因气随血脱而阳气衰亡，此时见血止血难以建功，必以温阳为重稍佐止血，使一身阳气得以振奋，方可统摄亡血，拯生命于坦途。本案钟氏因月经过多而致面色苍白、肢厥身冷、神疲乏力，典型一派阳气虚亡之象，还舌边齿痕、苔薄腻、腰痛如折、头晕眼花，这是由阳虚不能制水、水湿困阻所致。故以真武汤温阳利水，并以炮姜易生姜，旨在温经止血，再加人参、艾叶、山茱萸、仙鹤草补虚收摄，3剂即出血大减。随着血减阳回，身冷神疲自然明显好转，由于经血未净，仍以真武汤为用，但剂量稍事调整。

2. 真武汤加味治疗闭经案

宋某，女，25岁，2013年3月21日初诊。

主诉：月经停闭4个月。

患者身患多囊卵巢综合征6年，多次服用屈螺酮炔雌醇片、炔雌醇环丙孕酮片等药，服则月经按时来潮，不服则月经停闭。此次月经又停闭4个月未潮。刻见：体胖、面白、肢冷、身软、声低、带下少，纳尚可，大便不成形，日解1～2次。舌质淡红，边有齿痕，苔薄白，脉细尺沉。彩超检查子宫大小正常，子宫内膜7mm。性激素六项检查：卵泡刺激素5.47mIU/ml，黄体生成素15.45mIU/ml，雌激素224pmol/L，孕酮0.99nmol/L，催乳素113nIU/ml，睾酮4.2nmol/L。治以温阳催经，拟真武汤合佛手散加味：附片9g、生姜9g、炒白术12g、炒白芍12g、茯苓15g、当归9g、川芎9g、益母草30g、鸡内金9g、川牛膝30g。10剂，中药配方颗粒剂，开水冲服。

2013年4月2日二诊：月经未转，带下增多，舌脉同上，不效不更方，上方再进10剂。

2013年4月7日电话反馈月经已至，询问是否继续吃药。嘱其继续服药，经净后再行调经治疗。后以真武汤为基础，或养血调经，或活血催经，调治5个月，月经大致能在40～50天一行。

按语： 本案宋氏4个月月经未潮，子宫内膜厚度已有7mm，若单纯以活血祛瘀之法催经，必难以奏效。何以至此？《丹溪心法·能合色脉可以万全》提出"有诸内者形诸外"，宋氏虽无明显不适，但细细揣摩，体胖、面白、肢冷、身软、声低，均是阳气不足的体现，大便不成形、舌边有齿痕亦是阳虚水停的明征。以真武汤合佛手散既温阳利水又行气活血，再加益母草、鸡内金、川牛膝祛瘀催经，调治半月，阳气复胞络通，经血自下。

（三）甘姜苓术汤

【经典文献】

[条文] 肾着之病，其人身体重，腰中冷，如坐水中，形如水状，反不渴，小便自利，饮食如故，病属下焦，身劳汗出，衣里冷湿，久久得之，腰以下冷痛，腹重如带五千钱，甘姜苓术汤主之。（《金匮要略·五脏风寒积聚病脉证并治》第 16 条）

[组成] 甘草　白术各二两　干姜　茯苓各四两

[用法] 上四味，以水五升，煮取三升，分温三服，腰中即温。

【解析发挥】

将理中汤中的人参换成茯苓，就变成了甘姜苓术汤。甘姜苓术汤主治寒湿腰痛，《金匮要略》对这种腰痛描述道"其人身体重，腰中冷，如坐水中，形如水状……腰以下冷痛，腹重如带五千钱"，可见这种腰痛的特点是"冷"和"重"，冷提示有寒，重则表示有湿。甘姜苓术汤以甘草、干姜、茯苓和白术治"寒湿"，重点不在温肾，而是健脾，诚如清人尤在泾言"不在温肾以散寒，而在燠土以胜水"。可见甘姜苓术汤是一张暖脾胃、除寒湿的方剂，故本方临床除用治寒湿腰痛外，还多用治浮肿、关节痛、腹泻等症，但必须是属寒湿所犯。寒湿下注引起的妇人带下清稀量多、腰冷身困、小腹松坠无力者也可使用本方。

【病案举例】

甘姜苓术汤治疗带下过多案

李某，女，32 岁，2014 年 10 月 12 日初诊。

主诉：反复带下量多近半年。

患者平素月经周期规律，5～6 天/30～32 天，经量一般，经色红，夹小血块，经前乳房胀痛。末次月经 9 月 20 日。近半年来白带多，质稀，水样，无气味。常腰酸，经前更觉腰酸腰重，不能久站久坐。纳食尚可，二便正常，睡眠多梦。舌质淡红边有齿痕，苔略白腻，脉细尺沉。治以温中健脾、利水止带，方选甘姜苓术汤合薏苡附子散加味：炙甘草 6g、干姜 12g、茯苓

12g、白术 30g、薏苡仁 30g、附片 9g、芡实 9g、白芷 9g、山药 15g。7 剂,中药配方颗粒剂,开水冲服。

2014 年 10 月 27 日二诊:药后带下减少,色白质稠,腰酸好转。末次月经 10 月 21 日,6 天干净。仍时觉腰酸重,舌质淡红,苔转薄白,脉细尺沉,原方略做调整:炙甘草 6g、干姜 12g、茯苓 12g、白术 30g、巴戟天 9g、淫羊藿 15g、狗脊 9g、桑寄生 15g、山药 15g,7 剂。

按语:本案李氏带下如水阵下,形同漏卮,符合《素问·至真要大论》"诸病水液,澄澈清冷,皆属于寒"之理,是因脾肾阳虚、寒湿滞下所致。以甘姜苓术汤合薏苡附子散温补脾肾、燥湿止带,再加芡实收涩止带、白芷芳香燥湿、山药补脾益肾,故能一诊而愈。

(四)五苓散

【经典文献】

[条文]

1. 太阳病,发汗后,大汗出,胃中干,烦躁不得眠,欲得饮水者,少少与饮之,令胃气和则愈。若脉浮,小便不利,微热消渴者,五苓散主之。(《伤寒论·辨太阳病脉证并治》第 71 条)

2. 发汗已,脉浮数,烦渴者,五苓散主之。(《伤寒论·辨太阳病脉证并治》第 72 条)

3. 伤寒,汗出而渴者,五苓散主之;不渴者,茯苓甘草汤主之。(《伤寒论·辨太阳病脉证并治》第 73 条)

4. 中风发热,六七日不解而烦,有表里证,渴欲饮水,水入则吐者,名曰水逆,五苓散主之。(《伤寒论·辨太阳病脉证并治》第 74 条)

5. 病在阳,应以汗解之,反以冷水潠之,若灌之,其热被劫不得去,弥更益烦,肉上粟起,意欲饮水,反不渴者,服文蛤散;若不差者,与五苓散。寒实结胸,无热证者,与三物小陷胸汤。白散亦可服。(《伤寒论·辨太阳病脉证并治》第 141 条)

6. 本以下之,故心下痞,与泻心汤;痞不解,其人渴而口燥,烦,小便不利者,五苓散主之。(《伤寒论·辨太阳病脉证并治》第 156 条)

7. 太阳病,寸缓,关浮,尺弱,其人发热汗出,复恶寒,不呕,但心下痞者,此以医下之也。如其不下者,病人不恶寒而渴者,此转属阳明也。小便数者,大便必硬,不更衣十日,无所苦也。渴欲饮水,少少与之,但以法救之。渴者,宜五苓散。(《伤寒论·辨阳明病脉证并治》第244条)

8. 霍乱,头痛发热,身疼痛,热多欲饮水者,五苓散主之;寒多不用水者,理中丸主之。(《伤寒论·辨霍乱病脉证并治》第386条)

9. 假令瘦人,脐下有悸,吐涎沫而癫眩,此水也,五苓散主之。(《金匮要略·痰饮咳嗽病脉证并治》第31条)

10. 脉浮,小便不利,微热消渴者,宜利小便、发汗,五苓散主之。(《金匮要略·消渴小便不利淋病脉证并治》第4条)

11. 渴欲饮水,水入则吐者,名曰水逆,五苓散主之。(《金匮要略·消渴小便不利淋病脉证并治》第5条)

[组成] 猪苓十八铢(去皮) 泽泻一两六铢 白术十八铢 茯苓十八铢 桂枝半两(去皮)

[用法] 上五味,捣为散,以白饮和服方寸匕,日三服。多饮暖水,汗出愈,如法将息。

【解析发挥】

五苓散由桂枝、白术、茯苓、泽泻、猪苓五味组成,可以看成是苓桂术甘汤去甘草加泽泻和猪苓所得。去甘草之缓,再加泽泻、猪苓之利,可见五苓散的利水之力要远胜于苓桂术甘汤。五苓散是调节人体水液分布异常的方剂。异常分布的水液可以停留人体的任何部位:积于下则"小便不利",积于中则"心下痞"或水入即吐"水逆",积于上则"吐涎沫而癫眩",积于表则汗出,积于肠则"下利",积于肌肤则"水肿",等等。这种水饮不夹热,属单纯的阴邪,只要利水即可。但水饮所化,需阳气的助动,升阳即能利水。五苓散以桂枝温阳助阳升散,有利于茯苓、白术、泽泻与猪苓的利水,这亦与"病痰饮者,当以温药和之"的理论相符。临床用五苓散主治"口渴""小便不利""眩晕""水逆"等伴有舌边有齿痕的病症,屡试屡效。

【病案举例】

1. 五苓散合干姜半夏人参汤治疗妊娠恶阻案

余某,女,24岁,2013年5月16日初诊。

主诉:妊娠伴剧烈呕吐4天。

患者妊娠53天,4天前出现剧烈呕吐。现患者呕吐频繁,吐则清水痰涎,吐尽酸水方休,闻及特殊气味亦狂吐不止。不能进食,稍食即吐,喝牛奶亦吐。4天来迅速消瘦,体重下降4kg。唇口干燥,小便短少,睡眠欠安,身软乏力。舌质略红,舌边齿痕,苔略白腻,脉细滑。尿液分析检查显示尿酮体(++),拟"妊娠恶阻"收入住院对症处理。同时根据唇口干燥、清水痰涎、水入即吐、小便短少、舌边齿痕等症,拟五苓散合干姜半夏人参汤温阳利水、降胃止呕:桂枝6g、茯苓15g、白术12g、泽泻30g、猪苓9g、姜半夏9g、干姜9g、人参9g。2剂,中药配方颗粒剂,开水冲泡,不拘时少量频服。

2013年5月18日二诊:服药当晚,呕吐即明显减轻,口水痰涎减少,能进流质。舌脉同前,守方再进3剂。

2013年5月21日三诊:经过中西医治疗,呕吐清涎已除,饮食转好,体重增加1.5kg,尿酮体转阴,临床痊愈,出院带药巩固:桂枝6g、茯苓15g、白术12g、甘草6g、姜半夏9g、干姜6g、人参6g,3剂。

按语: 本案余氏水入即吐,吐则清水痰涎,当为仲景所言之"水逆",伴唇口干燥、小便短少、舌边齿痕,均是水液停滞输布失常的表现。以五苓散合干姜半夏人参汤蠲饮和胃降逆,药证相符,其效如鼓应桴。

2. 五苓散治疗妊娠腹泻案

吴某,28岁,2013年8月12日初诊。

主诉:妊娠伴腹泻3天。

患者妊娠27周+2天,腹泻水样便3天。患者3天前吃食刚从冰箱冷藏取出的西瓜后即腹泻,便质水样,气腥,泻前腹痛,日行7~8次,服蒙脱石散后腹泻次数减少,但每日仍腹泻4~5次。唇干不渴,小便少,纳食减,鼻流清涕,怕吹空调,入睡前自觉鼻塞影响呼吸而寐差。舌质淡红,边有齿痕,苔白略腻,脉滑。以利小便实大便之法调治,方用五苓散加味:桂枝6g、茯苓15g、白术12g、泽泻18g、猪苓9g、葛根30g、焦山楂9g。3剂,中药配方颗粒剂,开水冲服。

2013 年 8 月 15 日二诊:腹泻已止,大便成形,但质软。口仍干,饮水多,轻咳,舌脉同前,改苓桂术甘汤加味:桂枝 6g、茯苓 12g、白术 12g、甘草 6g、五味子 6g,3 剂。

按语: 本案吴氏腹泻,据"唇干不渴""小便少""舌边有齿痕"分析应属水泻,是贪凉伤阳而致水饮蓄积肠道。五苓散功能温阳利水,使水饮从小便而出,水饮消则大便实,此为"利小便而实大便"之理,故能寥寥数剂快速起效。合葛根重在升津,恢复水液代谢;加山楂能消食止泻,帮助因伤食而致的脾胃不和泻泄。

(五)猪苓汤

【经典文献】

[条文]

1. 若脉浮,发热,渴欲饮水,小便不利者,猪苓汤主之。(《伤寒论·辨阳明病脉证并治》第 223 条)

2. 少阴病,下利六七日,咳而呕渴,心烦不得眠者,猪苓汤主之。(《伤寒论·辨少阴病脉证并治》第 319 条)

3. 夫诸病在脏,欲攻之,当随其所得而攻之。如渴者,与猪苓汤,余皆仿此。(《金匮要略·脏腑经络先后病脉证》第 17 条)

4. 脉浮,发热,渴欲饮水,小便不利者,猪苓汤主之。(《金匮要略·消渴小便不利淋病脉证并治》第 13 条)

[组成] 猪苓(去皮) 茯苓 泽泻 阿胶 滑石(碎)各一两

[用法] 上五味,以水四升,先煮四味,取二升,去滓,内阿胶烊消,温服七合,日三服。

【解析发挥】

和五苓散一样,猪苓汤也是主治"小便不利"的方剂。但猪苓汤证兼有"发热""渴欲饮水"伴"心烦不得眠",据此分析,猪苓汤证之小便不利当由湿热下注引起。湿与热的兼夹,影响膀胱气化,故小便不利,热灼津伤故渴欲饮水，热扰心神故心烦不得眠，热迫血行故尿中带血，因此，猪苓汤中用滑石清热利湿主治小便不利而赤，以阿胶养阴止血安神。清人尤在泾曰："五苓散行阳之化，热初入者宜之；猪苓汤行阴之化，热入久而阴伤者宜之也。"

妇人之病由湿、热之邪侵犯居多，且病位多在下焦，移用猪苓汤主治盆腔炎、宫颈炎、尿路感染等病症见带下量多色黄、小便不利、渴欲饮水者，甚为妙哉。

【病案举例】

1. 猪苓汤合方治疗妊娠合并肾结石案

程某，女，33岁，2013年9月18日初诊。

主诉：妊娠伴腰痛、尿血6小时。

患者现妊娠32周+2天。孕前在单位体检即发现有肾结石，平时无任何不适，故从不在意。今晨4点左右突发腰痛，绵绵不绝，尿血一次，急诊拟妊娠合并肾结石收入住院治疗。查房症见面赤，腰痛，坐卧不安，心浮气躁，口渴喜冷饮，小便短赤、频数。舌质红，苔薄白，脉滑。投猪苓汤合蒲灰散、芍药甘草汤加味：滑石30g、阿胶9g、茯苓15g、泽泻15g、猪苓9g、蒲黄30g、白芍30g、甘草6g、栀子9g。2剂，中药配方颗粒剂，开水冲服。

2013年9月20日二诊：服药后心烦顿解，尿血止，腰痛减，舌质转淡红，苔薄脉滑。效不更方，守方续进5剂。

按语：妊娠期间，由于体内内分泌的变化、代谢的加快，容易造成肾盂、输尿管的正常排尿功能异常，加重了肾结石与肾盂或输尿管平滑肌接触摩擦，使原本无症状而现在诱发疼痛。本案程氏患病来表现一派湿热之象，如坐卧不安、心浮气躁、口渴喜冷饮、小便短赤、频数等，况结石本由湿热所致，故以猪苓汤清热利水，蒲灰散化瘀利窍，芍药甘草汤缓急止痛，能使湿热清、窍道利而疼痛止。

2. 猪苓汤合方治疗妊娠失眠案

元某，女，23岁，2013年3月24日初诊。

主诉：妊娠伴寐差多梦1个月。

患者妊娠24周+3天，寐难梦多1个月。近1个月来，常觉心烦难安，睡眠差，稍有响声即惊醒。孕后怕热，口干多饮水，纳食尚好，大便偏结，小便频数。舌质红瘦，苔薄白，脉细滑。治以清热养血安神，投猪苓汤合百合地黄汤、栝蒌牡蛎散：滑石 15g、阿胶 9g、茯苓 12g、泽泻 9g、猪苓 9g、百合 30g、地黄 30g、天花粉 9g、牡蛎 15g。5 剂，中药配方颗粒剂，开水冲服。

2013 年 4 月 15 日二诊：药尽即睡眠安好，口渴大减。近 2 日因家庭琐事又引起睡眠困难，大便偏干，小便次数多。舌脉同前，守方加合欢花 12g，再进 5 剂。

按语：本案元氏妊娠失眠，烦渴多饮，大便偏结，显系阴血养胎、无以养心并虚热上扰之象，结合《伤寒论》第 319 条"少阴病，下利六七日，咳而呕渴，心烦不得眠者，猪苓汤主之"，再考虑到小便频数之症又符合猪苓汤证的"小便不利"，故投猪苓汤清热养阴兼利水，合百合地黄汤养阴、栝蒌牡蛎散生津，果然立竿见影。

（六）当归芍药散

【经典文献】

[条文]

1. 妇人怀娠，腹中疞痛，当归芍药散主之。（《金匮要略·妇人妊娠病脉证并治》第 5 条）

2. 妇人腹中诸疾痛，当归芍药散主之。（《金匮要略·妇人杂病脉证并治》第 17 条）

[组成] 当归三两　芍药一斤　茯苓四两　白术四两　泽泻半斤　芎䓖半斤

[用法] 上六味，杵为散，取方寸匕，酒和，日三服。

【解析发挥】

《金匮要略》有名言说"血不利则为水"。此言告诫后人，瘀血会导致水湿停聚。事实上，水、津液、血三者本源相同，在生理状态下，三者可相互转化，在病理状态下，三者亦可相互为病。所以清人唐容川在《血证论》中强调"血病而不离乎水""水病而不离乎血"。鉴于血水同病的机制，治疗血病则需谨遵唐氏所言"凡调血，必先治水，治水即以治血"。当归芍药散就是这样一张治疗血水同病的专方而被广泛应用于妇科诸病，日本汉方医称其为"妇人圣药"。当归芍药散用三味血药(当归、芍药、川芎)和血、养血、活血以补肝虚,用三味水药(白术、茯苓、泽泻)燥湿、渗湿、利湿以助脾运,体现了气血两调、血水同治的特点。血者与肝藏为要,水者与脾运相关,血水同病,又往往牵及脾虚肝郁。后世之逍遥散即在此方基础上变化而来,主要用治血虚肝郁脾弱之证。当归芍药散方中芎、归、芍活血而不峻猛,术、苓、泽除湿而不伤脾,因而妇人腹痛无论妊娠与否,皆可用之。

【病案举例】

1. 当归芍药散合寿胎丸治疗妊娠腹痛案

李某,女,27岁,2013年5月13日初诊。

主诉:妊娠伴小腹隐痛5天。

患者妊娠56天,5天前小腹出现隐痛,现腰酸不适,小腹隐痛,恶心明显,纳食欠佳,大便正常。舌质淡红,苔薄白,脉细略滑。彩超检查:宫内孕囊31mm×15mm,见有胎心管搏动。检测血 β-HCG 7 342.51mIU/L,孕酮34.5nmol/L。治以和调气血、止痛安胎,施以当归芍药散合寿胎丸:当归9g、炒白芍15g、川芎6g、炒白术12g、茯苓12g、泽泻15g、菟丝子15g、桑寄生15g、阿胶9g、续断12g。5剂,中药配方颗粒剂,开水冲服。

2013年5月20日二诊:小腹隐痛不再,时恶心欲呕,胃脘不适,纳差,舌脉同前,改香砂六君子汤和胃止呕:党参12g、炒白术12g、茯苓12g、甘草6g、姜半夏9g、陈皮9g、木香6g、砂仁3g,5剂。

按语: 本案李氏妊娠腹痛伴腰酸,是因阴血养胎,肝虚血瘀,脾虚湿滞所致。以当归芍药散消除病因,流通津血,柔和筋脉,兼顾导致腹痛的多种因素,故"妇人腹中诸疾痛"能投剂见效。再加寿胎丸益肾安胎,肾精充足自能化生阴血,从本源上防止腹痛的再发生。

2. 当归芍药散加味治疗腹痛案

叶某,女,38岁,2014年10月12日初诊。

主诉:小腹隐痛8年。

患者平素月经规律,6～7天/28～32天,经量一般,经色红,夹小血块。自8年前剖宫产后小腹一直绵绵作痛,时发时止,没有规律,但多在经后或劳累后腹痛更明显,同时伴有腰酸。前医多以盆腔炎治之,中西药迭进而疗效甚微。此次月经按期于9月28日来潮,前天起小腹一直疼痛不休,喜温喜按。刻下症见:面色黄白,形体微胖,浮肿感,常头晕,易疲乏、腰酸、膝软,颧部及眼眶周围黑暗斑点,纳食一般,睡眠正常,大便偏稀,日1～2行。舌质淡红,边有齿痕,苔薄白,脉细弱。治以健脾调肝、和血止痛,方选当归芍药散加味:当归9g、炒白芍18g、川芎6g、炒白术12g、茯苓12g、泽泻15g、黄芪15g、党参12g、菟丝子30g、桑寄生15g、乌药9g。7剂,中药配方颗粒剂,开水冲服。

2014年10月19日二诊:服药后自觉精神好转,但小腹隐痛时有发作,大便较前能成形,舌脉同前。守方再进7剂。

2014年11月8日三诊:末次月经10月27日,经净后目前暂还未出现小腹作痛,面部黑斑颜色转淡,舌脉同前。原方乌药量减至6g,14剂。

2014年12月10日四诊:服上药期间,小腹只隐约痛过3次。末次月经11月28日,经净后未有腹痛,面部黑斑较前已变浅很多,患者对疗效相当满意,本以治腹痛,不期难看的黄褐斑也一并要好了,表示还要继续吃药,务必使黄褐斑祛除。舌质淡红,舌边齿痕已不明显,苔薄白,脉细滑。首诊方去乌药加红花6g,14剂。

后再以四诊方调治共32剂,小腹隐痛未再出现,面部黄褐斑基本消散,停药。

按语:本案叶氏起病于剖宫产后,由于产后血虚血瘀,影响水液运行,以致血水同病,腹痛缠绵不愈。阴水阻滞,清阳不能出上窍,故头晕、乏力;水湿困遏经络,故腰酸;面部两颧及目眶周围暗黑亦是水色上露;形体浮肿则是水气外现。所以投当归芍药散,旨在调气和血、利水止痛,再加黄芪、党参补益气血,菟丝子、桑寄生益肾祛湿,乌药温肾下气,诸药并进,气血调和,水湿得祛,自然通则不痛。面部也因水湿瘀血的祛除而得以拨云见日,黑斑自然消退。

3. 当归芍药散治疗输卵管积水案

袁某,女,38岁,2014年4月10日初诊。

主诉:左少腹胀闷疼痛近1年。

患者平素月经规律,30天左右1行,7天干净,经量一般,经色红,夹小血块。病起于1年前人工流产后将养不当引发急性盆腔炎,以抗生素治疗后小腹痛除。此后经常左少腹胀闷疼痛,绵绵不休,时发时止。40天前发作1次,彩超检查提示左侧输卵管积水。昨晚起左少腹胀痛又作,经人介绍，特来求助中医。刻下见：面色蜡黄，神情萎靡，形体偏瘦。左少腹部位疼痛明显，触之可见条索状肿物，按压则疼痛加剧，牵及下腹、会阴坠胀。带下偏多，腰酸胀。饮食无异，二便如常。舌质淡红润，苔薄白，脉缓稍弦。末次月经3月20日。治以活血行水散结，方用当归芍药散加味：当归9g、白芍24g、茯苓12g、白术15g、泽泻18g、川芎6g、香附9g、乌药9g、葶苈子9g、小茴香6g、路路通15g。10剂，水煎服。

2014年4月26日二诊：末次月经4月19日，7天干净，多血块。服药后前2天大便偏稀，后大便转正常，腹痛渐止，目前暂未痛发，舌脉同前。守方主攻输卵管积水。

后续始终以当归芍药散为基础，或加黄芪、益母草，或加葶苈子、路路通，或加泽兰、花椒等，以临证需要为准，调治半年，共进64剂，随访至今左侧输卵管积水消除，腹痛未再发作。

按语：输卵管积水多因血瘀水停所致，对于这样的慢性病症，用"文攻"为好，不宜"武攻"，选药以平和适度，更符合整体情况。当归芍药散所用诸药皆属平常轻柔之品，但活血、利水之功专注，治疗输卵管积水临床疗效还是理想的。

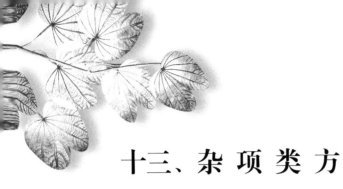

十三、杂项类方

（一）乌梅丸

【经典文献】

[条文]

1. 伤寒，脉微而厥，至七八日肤冷，其人躁无暂安时者，此为脏厥，非蛔厥也。蛔厥者，其人当吐蛔。今病者静，而复时烦者，此为脏寒，蛔上入其膈，故烦，须臾复止，得食而呕，又烦者，蛔闻食臭出，其人常自吐蛔。蛔厥者，乌梅丸主之。又主久利。（《伤寒论·辨厥阴病脉证并治》第338条）

2. 蛔厥者，乌梅丸主之。（《金匮要略·趺厥手指臂肿转筋阴狐疝蛔虫病脉证治》第8条）

[组成] 乌梅三百枚　细辛六两　干姜十两　黄连十六两　当归四两　附子六两（炮，去皮）　蜀椒四两（出汗）　桂枝六两（去皮）　人参六两　黄柏六两

[用法] 上十味，异捣筛，合治之，以苦酒渍乌梅一宿，去核，蒸之五斗米下，饭熟捣成泥，和药令相得，内臼中，与蜜杵二千下，丸如梧桐子大。先食饮服十丸，日三服，稍加至二十丸。禁生冷、滑物、臭食等。

【解析发挥】

乌梅丸是《伤寒论》用治蛔厥的方剂，然究其病机，蛔厥乃由上热下寒所致。《金匮玉函要略辑义》曰："此方主胃虚而寒热错杂以致蛔厥者，故药亦用寒热错杂之品治之。"乌梅丸中既有黄连、黄柏之苦寒，又含附子、细

辛、花椒之辛热,还配人参、当归之温补,所以乌梅丸是以寒温并用、攻补兼施为特点的方剂,临床上不单单用治蛔厥,还可广泛运用于寒热错杂特别是上热下寒的诸多病症。临床上很多妇科病症多有寒在里、在下,而又热在表、在上的寒热错综复杂病机,治疗上亦必须寒温并用,才能使寒得温、热得清而阴阳平衡,经水自调。

【病案举例】

1. 乌梅丸治疗痛经案

邹某,女,21岁,2013年1月30日初诊。

主诉:行经腹痛6年。

患者平素月经常后延,40～50天方一潮,行经第一天即腹痛难忍,拒按,伴恶心、肢冷,持续1～2天疼痛才解。经量多,经色鲜红,夹血块,带下量较多,色白时黄,无异味。纳食一般,二便正常,时有口干。舌质淡红,苔薄白,脉细。末次月经2012年12月28日。治以温经、清热、调冲,方用乌梅丸加味:乌梅9g、黄连3g、黄柏6g、干姜6g、桂枝9g、附片6g、花椒6g、细辛3g、当归9g、党参9g、川芎9g、益母草15g。10剂,中药配方颗粒剂,开水冲服。

2013年3月8日二诊:末次月经2月12日,7天干净,痛经明显减轻,血块也减少。因恰逢春节,故停药未及时复诊。服药后带下量亦减少,色转白。现值经前,无明显不适,守方再进10剂。

2013年3月25日三诊:末次月经3月20日,痛经轻微。舌脉同前,守方去益母草,于经净后再进10剂。

2013年5月10日四诊:末次月经4月29日,痛经已除,舌脉如上。守三诊方10剂。

按语:本案痛经既经血量多色红,又恶心肢冷,显属寒热错杂之证。以乌梅丸温经散寒、清热调冲,再加川芎行气、益母草活血,故能一诊症减,三诊而愈。

2. 乌梅丸治疗月经过多案

汪某,女,33岁,2013年7月6日初诊。

主诉:月经量多4天。

患者平素月经规律,周期25～28天,经期5～7天,每次月经量较多,经色红,夹小血块。末次月经 7 月 2 日,经量尤多如崩,1～2 小时即换卫生棉,行经 5 天卫生棉用量是之前用量的 3 倍,且未有将净之势。口干,唇红,四肢偏凉,腰酸如折,易疲劳,纳可,大便偏结。舌质略红,边有齿痕,舌苔薄白,脉细略数。治以调适寒热、固冲止血,方选乌梅丸化裁:乌梅 12g、黄连 12g、黄柏 9g、炮姜 6g、桂枝 6g、附片 6g、花椒 3g、细辛 3g、当归 9g、党参 9g、仙鹤草 30g、阿胶 9g。3 剂,中药配方颗粒剂,开水冲服。

2013 年 7 月 9 日二诊:药后经血大减,今经血将净。唇红转淡,口干减,腰酸亦好转,仍觉乏力。舌脉同前,原方稍事调整:乌梅 9g、黄连 6g、黄柏 9g、炮姜 6g、桂枝 6g、附片 6g、花椒 3g、细辛 3g、当归 9g、党参 9g、仙鹤草 60g、阿胶 9g。5 剂。

按语:本案汪氏月经过多亦属上热下寒证——热势上攻伤津则口干、唇红;阳气不足则肢寒疲乏、腰酸如折。乌梅丸本为寒温并治之方,尤其以乌梅酸收为主,可燮理阴阳、收敛止血。根据患者寒热的具体情况适度调整乌梅丸寒热药物比例,上清火热、下温虚寒,则寒热可调,一诊见效。

(二)王不留行散

【经典文献】

[条文] 病金疮,王不留行散主之。(《金匮要略·疮痈肠痈浸淫病脉证并治》第 6 条)

[组成] 王不留行十分(八月八日采)　蒴藋细叶十分(七月七日采)　桑东南根十分(白皮,三月三日采)　甘草十八分　川椒三分(除目及闭口者,去汗)　黄芩二分　干姜二分　芍药二分　厚朴二分

[用法] 上九味,桑根皮以上三味,烧灰存性,勿令灰过,各别杵筛,合治之为散,服方寸匕,小疮即粉之,大疮但服之。产后亦可服。如风寒,桑东根勿取之。前三物,皆阴干百日。

【解析发挥】

王不留行散药用王不留行、蒴藋细叶、桑东南根、甘草、川椒、黄芩、干姜、芍药、厚朴,被誉为专治外伤的祖方,具有止血疗伤的作用,既可内

服，又可外用，主治各类金疮。王不留行散非单纯止血方，方中还包含活血生肌、温阳行瘀、清热凉血之法。临证可据寒、热、瘀之多寡，随机用药。根据原文中"产后亦可服"，将王不留行散移治妇人盆腔炎腹痛、异位妊娠癥瘕、人工（或药物）流产后恶露不绝等病，亦是效果显著。

【病案举例】

1. 王不留行散治疗输卵管炎腹痛案

裴某，女，24岁，2013年8月14日初诊。

主诉：异位妊娠术后反复左少腹掣痛半年，再发1个月。

患者半年前因异位妊娠而急行手术切除后常发左少腹掣痛，7月份在外院经碘油造影提示：左侧输卵管炎，经输液等治疗效果不显。刻下左少腹隐隐作痛，牵及左后腰。查B超提示：直肠子宫陷凹探及少量游离液性暗区。舌质淡红苔薄，脉弦滑。此证诊为湿热下注、瘀滞脉络，方用王不留行散化裁：炒王不留行30g、路路通15g、花椒9g、姜厚朴15g、黄芩9g、白芍12g、当归15g、蜜桑白皮15g、甘草6g、干姜3g、醋乳香6g、醋没药6g、丹参15g、石见穿15g。7剂，颗粒剂，开水冲服，每日1剂。同时外用败酱草30g、大血藤30g、醋三棱9g、醋莪术9g、白芷9g、麸炒薏苡仁30g、皂角刺30g、炒王不留行30g、路路通15g、盐黄柏9g、透骨草15g。煎汤保留灌肠，共7剂，每日1次。

2013年8月22日二诊：患者服完上述药后，左腹掣痛明显减轻，舌质淡红苔薄，脉细略滑。效已中的，守方合用少腹逐瘀汤化裁：炒王不留行30g、路路通15g、花椒9g、姜厚朴9g、黄芩9g、蒲黄15g、醋五灵脂15g、赤芍15g、当归15g、川芎9g、醋延胡索15g、醋乳香9g、醋没药9g、干姜3g、小茴香9g、丹参15g、苏木9g、乌梢蛇6g。7剂，水煎服，每日1剂。

按语：妇人腹痛是妇科常见杂病之一，主要表现为小腹疼痛、下腹疼痛、腰骶疼痛等。《诸病源候论》谓："若经血未尽而合阴阳，即令妇人血脉挛急，小腹重急，支满……因生积聚。"《证治要诀·妇人门》谓："经事来而腹痛者，经事不来而腹亦痛者，皆血之不调故也。"妇人腹痛与湿、热、毒相关，并伤及冲、任、带脉，瘀阻胞络。本案裴氏前有手术创伤而致正衰瘀滞，后有湿热蕴积胞络冲任，不通则痛，故少腹掣痛。且B超显示的直肠子宫陷凹探及少量游离液性暗区，亦说明血瘀夹湿。本案前后二诊均以王不留行散为主方,旨在化瘀止痛、疏通胞络,俾瘀血去、湿热除、疼痛消、卵管通。由于临床蒴藋一药常缺,根据病情以路路通或石见穿代替。

2. 王不留行散治疗药物流产后瘀血不下案

陈某,女,30岁,2013年8月19日初诊。

主诉:药物流产4小时。

患者来诊前2日已服用米非司酮,今晨8点服用米索前列醇后4小时仍未见有绒毛组织排出。因5年前顺产后胎盘不完整排出而先后清宫4次,现惧怕再次清宫而拒绝手术,故前来寻求中医治疗。刻下症见腹痛不止,阴道流血较多。舌质淡红苔薄,脉细沉。此为气虚血瘀,拟益气化瘀、下瘀止痛法,方用王不留行散化裁:炒王不留行30g、路路通15g、蜜桑白皮9g、甘草6g、姜厚朴15g、干姜3g、醋三棱9g、醋莪术9g、肉桂6g、黄芪60g、赤芍9g、党参15g。3剂,颗粒剂,开水冲服,每日1剂。

2013年8月22日二诊:患者述服第1次药后2小时即排出大小约2cm×3cm绒毛样肉块2团,随后腹痛大减,现恶露仍多,舌质淡红苔薄,脉细略滑。查B超示:子宫前位,宫体大小约61mm×53mm×45mm,宫体肌层回声均匀,内膜双层厚11mm,宫腔内见大小约6mm×4mm高回声,未见明显血流。瘀血仍在,守方合用生化汤化裁:炒王不留行30g、路路通15g、姜厚朴15g、当归9g、川芎9g、桃仁9g、炮姜6g、甘草6g、土鳖虫15g、黄芪60g、党参15g、醋三棱9g、醋莪术9g、肉桂6g、麸炒枳壳30g。3剂,颗粒剂,开水冲服,每日1剂。

2013年8月25日三诊:患者诉药后于昨天傍晚排出黄豆大血块1粒,现恶露减少,小腹痛,腰酸。舌质淡红苔薄,边齿痕,脉细尺沉。"大毒治病,十去其六",遂改桂枝茯苓丸合失笑散加黄芪、人参:桂枝9g、茯苓9g、白芍9g、桃仁9g、牡丹皮9g、蒲黄15g、五灵脂15g、人参6g、黄芪60g、菟丝子30g、桑寄生15g、续断15g、酒女贞子15g。3剂,颗粒剂,开水冲服,每日1剂。

按语:本案陈氏为堕胎小产,要尽快排出离胞未坠下的胎块,血能载气,出血多时气损明显。前人有云"有形之血难以速生,无形之气所当急固",气足方能推动瘀血下行。初诊、二诊以王不留行散重用王不留行以行血通经,治胎死腹中;黄芪补气生血,以防止死胎下后气随血脱,并益气活血,此即去胎益母矣。

3. 王不留行散治疗异位妊娠出血案

林某,女,42岁,2013年7月20日初诊。

主诉:阴道出血1月余。

患者末次月经2013年6月23日,自测尿妊娠试验阳性。2013年7月18日开始阴道少量出血,血色暗黑,急往我院,门诊以"先兆流产"收入住院。入院后查血β-HCG 269mIU/ml,PROG 17.58ng/ml;B超检查提示于宫腔左侧输卵管发现大小23mm×18mm包块,遂以"异位妊娠"行保守治疗观察,因惧怕甲氨蝶呤副作用未用。岂料7月19日阴道出血增多,应患者要求而前去会诊。刻下腰酸腰痛,阴道出血较多,舌质淡红苔薄,脉细弦。证属瘀阻胞络,方用王不留行散化裁:炒王不留行30g、炒路路通15g、蜜桑白皮15g、黄芩9g、花椒9g、甘草6g、白芍15g、厚朴15g、当归15g、丹参15g、醋乳香9g、醋没药9g、乌梢蛇9g。5剂,颗粒剂,开水冲服,每日1剂。

2013年8月16日二诊:患者服完上述药后,阴道出血减少,腰酸腰痛减轻,查血β-HCG已下降至93mIU/ml。舌质淡红苔薄,脉左弦滑右偏细。守方佐以益气法:炒王不留行30g、炒路路通15g、蜜桑白皮15g、黄芩9g、甘草6g、白芍15g、当归15g、丹参15g、醋乳香9g、醋没药9g、党参15g、醋三棱10g、醋莪术10g。5剂,水煎服,每日1剂。

后续仍以活血消癥为法调理,以期消散异位妊娠包块。

按语:本案林氏因湿热内蕴胞脉、胞络,气血运行失常,冲任欠佳等原因导致气血、络脉失和,孕卵不达胞宫,阻滞胞脉,治疗必以杀胚破瘀散结为主导,临床表明王不留行散确实能行气血、通经脉,对瘀滞胞宫或胞脉有良效。

4. 王不留行散治疗子宫内膜息肉不孕案

朱某,女,21岁,2013年1月3日就诊。

主诉:正常同居1年未孕,发现子宫内膜息肉半年。

患者因正常同居1年未孕,为求子慕名来诊。平素月经周期基本规律,经期7~9天,周期为27~30天,末次月经2012年12月24日。半年前外院B超报告单显示子宫大小45mm×34mm×28mm,宫内可见一大小7mm×4mm回声团,考虑子宫内膜息肉。纳食可,二便正常,睡眠安好,舌质淡红苔薄,脉细滑。现正值经前,予王不留行散合下瘀血汤化裁:

炒王不留行 30g、苏木 9g、石见穿 15g、花椒 6g、厚朴 9g、桑白皮 15g、黄芩 9g、干姜 3g、甘草 6g、酒大黄 9g、土鳖虫 15g、桃仁 9g、水蛭 3g。7 剂,颗粒剂,开水冲服,每日 1 剂。

以后守方连续治疗4次,于2013年3月1日抽血检查 β-HCG 8 638mIU/ml,E_2 288.3pg/ml,PROG 34.57ng/ml,提示已经受孕。患者满心喜悦,专程赠送锦旗以表感激。

按语: 妇科盆腔病症,多因湿、热、瘀、毒交阻下焦,致胞脉、胞络气血失和影响冲任,继发不孕。王不留行散中王不留行通经化瘀理气,桑白皮泄热利水,花椒、干姜温通血脉,厚朴降气燥湿,白芍补血活血,诸药合用,共奏清湿热、化瘀浊、通胞络之功。再合下瘀血汤加强破瘀下虾,守方坚持治疗,故得良效。

45